突发急性传染病防控
临床培训手册

顾　　问　陈　翔　陈立章

主　　审　雷光华　张　欣

主　　编　吴　静[*]　龚志成　陈子华　常　实

副 主 编　李新华　周秋红　黄　勋　吴　静[#]　李　君

编　　委（按姓氏笔画排序）

　　王庆红　王耀磊　付　斌　全　俊　邬　晶　刘思妤

　　汤志兵　李　君　李春辉　李新华　肖　红　吴　超

　　吴　静[*]　吴　静[#]　何雨晨　张　乐　张　玲　张　莹

　　张　琼　张霓妮　陈子华　欧阳洋　岳丽青　周　理

　　周秋红　周鹏程　赵双平　赵丽群　赵盼盼　袁　磊

　　郭　峰　黄　勋　龚志成　常　实　傅　蓉　谢似平

　　谢明霞　鄢昌渝　谭　念　谭恋恋　滕　云

编委单位　中南大学湘雅医院

　　　　　[*]内分泌科　[#]医务部

人民卫生出版社

图书在版编目（CIP）数据

突发急性传染病防控临床培训手册 / 吴静等主编
. —北京：人民卫生出版社，2020
ISBN 978-7-117-29891-9

I.①突… Ⅱ.①吴… Ⅲ.①急性病 — 传染病防治 —
技术培训 — 手册 Ⅳ.①R183-62

中国版本图书馆 CIP 数据核字（2020）第 039711 号

| 人卫智网 | www.ipmph.com | 医学教育、学术、考试、健康，
购书智慧智能综合服务平台 |
| 人卫官网 | www.pmph.com | 人卫官方资讯发布平台 |

突发急性传染病防控临床培训手册

主　　编：吴　静　龚志成　陈子华　常　实
出版发行：人民卫生出版社（中继线 010-59780011）
地　　址：北京市朝阳区潘家园南里 19 号
邮　　编：100021
E - mail：pmph @ pmph.com
购书热线：010-59787592　010-59787584　010-65264830
印　　刷：三河市潮河印业有限公司
经　　销：新华书店
开　　本：889×1194　1/32　印张：6
字　　数：167 千字
版　　次：2020 年 4 月第 1 版　2020 年 4 月第 1 版第 1 次印刷
标准书号：ISBN 978-7-117-29891-9
定　　价：28.00 元
打击盗版举报电话：010-59787491　E-mail：WQ @ pmph.com
质量问题联系电话：010-59787234　E-mail：zhiliang @ pmph.com

顾问简介

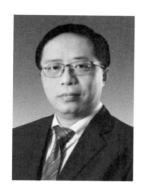

陈 翔
中南大学党委常委、副校长
一级主任医师,教授,博士生导师
"2019年度吴阶平医药创新奖"获得者
教育部医学教育专家委员会委员
从事医学教育、本科生教育、医院管理
及皮肤性病学相关临床和科研等相关工作

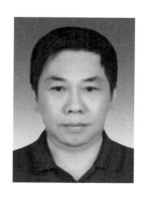

陈立章
中南大学党委常委、副校长
教授,博士生导师
教育部高等学校实验室建设与实验教
学指导委员会委员
中国高等教育学会理事
从事本科生教育、研究生教育及公共
卫生教学及科研工作

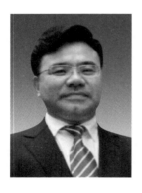

雷光华

中南大学湘雅医院院长

一级主任医师,教授,博士生导师

国家"万人计划"领军人才,教育部"长江学者"特聘教授,科技部"中青年科技创新领军人才",国家卫生计生突出贡献中青年专家,享受国务院政府特殊津贴专家,国家老年疾病临床医学研究中心主任,中南大学"湘雅名医"

中国医师协会毕业后医学教育监督指导工作委员会副主委

从事医学教育、医院管理、骨科临床和科研等相关工作

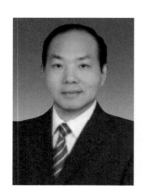

张 欣

中南大学湘雅医院党委书记

一级主任医师,教授,博士生导师

中华医学会耳鼻咽喉头颈外科学专业委员会委员,中华医学会医学伦理学分会委员,湖南省医院协会副会长,中南大学"升华学者计划"特聘教授

从事医学教育、医院管理、耳鼻咽喉头颈肿瘤以及咽喉嗓音医学研究等相关工作

主编简介

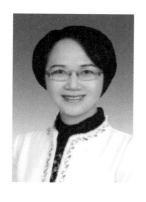

吴　静

中南大学湘雅医院党委委员

大内科主任及临床技能训练中心主任

内分泌科主任医师,教授,博士生导师

中国高等医学教育学会诊断学分会副主任委员、湖南省预防医学会肥胖专业委员会主任委员

从事诊断学及模拟医学教育、肥胖及糖尿病相关临床和科研工作

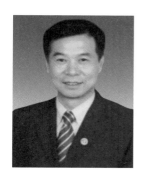

龚志成

中南大学湘雅医院副院长

一级主任药师,教授,博士生导师

中国医院协会医院药事管理专业常委

中华医学会临床药学分会委员

长期从事临床药学和医院管理工作

多年来致力倡导和推动合理用药、安全输液

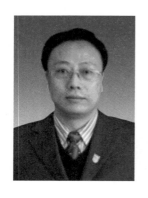

陈子华
中南大学湘雅医院副院长
一级主任医师,教授,博士生导师
中南大学"湘雅名医"
享受国务院政府特殊津贴专家
中国医师协会湖南省外科医师分会会长
中国抗癌协会肿瘤支持治疗专业委员
会副主任委员
从事医院管理、胃肠道肿瘤的基础与
临床等相关工作

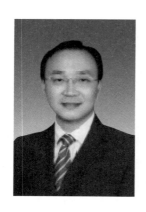

常 实
中南大学湘雅医院副院长
教授,博士生导师
教育部普通高等学校审核评估专家
教育部临床医学专业认证专家
中华医学会医学教育分会委员及副秘
书长
从事医学教育研究、管理及甲状腺外
科临床应用研究工作

序

2019年底,武汉突然暴发新型冠状病毒肺炎疫情,一场没有硝烟的战争在中华大地骤然打响。疫情就是命令,防控就是责任。

百年抗疫,湘雅人始终与祖国和人民同呼吸、共命运。从1906年胡美博士呕心沥血为湖南民众防治白喉和天花,到1915年颜福庆博士亲赴汉口指导鼠疫防疫工作;从1941年李振翩教授率领助手们奋勇控制安顺的霍乱流行,到1955年汤飞凡先生以眼试毒分离出沙眼衣原体、成功研制狂犬疫苗、白喉疫苗等多种疫苗。湘雅前辈们的不懈努力,无一不提高了中国应对各种传染病的防控能力。苟利国家生死以,岂因祸福避趋之!湘雅人一直站在百年抗疫的最前线!

此次面对突如其来的新型冠状病毒肺炎疫情,中南大学湘雅医院积极响应党中央和国务院的号召,勇挑重担,汇集了全院感染、感控、急诊、重症等精英人才,组织了四批共计142人的援鄂医疗队,勇毅逆行、驰援湖北武汉,诠释了新时代湘雅人的医者仁心、家国情怀和赤子之心;以守望相助、团结奋战,践行了新时代湘雅人的初心使命。

此外,面对疫情,中南大学湘雅医院还组织了对全院职工的疫情防控知识的培训,力求做到培训"全覆盖、无死角",并总结经验,编写了《突发急性传染病防控临床培训手册》,该书整理了国家发布的各种突发急性传染病的文件、法规和相关知识,重点整理了本次新型冠状病毒肺炎相关政策文件及防控方案,以知识点问题的形式呈现给大家,并分享了湘雅医院疫情防控全院培训的实战经验和考核题目。该书实用性强、可操作性好，不仅对此次疫情防控有很好的指导意义，也为未来新发突发急性传染病防控提供了可供借鉴的模板，极具推广价值。

作为湖南首位前往武汉支援的专家，在武汉期间我也培训过近百场百余支医疗队万余名医疗队员，深切感受到他们对防控知识的渴望。作为一个感控老兵，我衷心希望这本书能为早日打赢这场疫情防控阻击战贡献湘雅智慧！

吴安华
中央指导组医疗救治组感控组专家
中华预防医学会医院感染控制分会主任委员
中南大学湘雅医院医院感染控制中心教授
2020年3月5日于武汉抗疫一线

前　言

　　突发急性传染病是指在短时间内突然发生,重症和死亡比例高,早期识别困难,缺乏特异和有效的防治手段,易导致大规模暴发流行,构成突发公共卫生事件,造成或可能造成严重的社会、经济和政治影响,须采取紧急措施应对的传染病。突发急性传染病流行的形势十分严峻。从20世纪末英国暴发牛海绵状脑病(疯牛病)到2003年中国的严重急性呼吸综合征(传染性非典型肺炎),从蔓延全球的人感染高致病性禽流感病毒到非洲的埃博拉出血热,再到2019年12月在中国武汉暴发的新型冠状病毒肺炎疫情,突发急性传染病不断出现,成为威胁人类健康,影响社会稳定和经济发展的重要因素之一。

　　针对不时出现的突发急性传染病,世界卫生组织明确提出"全球警惕、采取行动,防范新出现的传染病"。多个国家先后制定了突发急性传染病预防控制战略。我国也相继出台了多个传染病防控的政策法规,包括《中华人民共和国传染病防治法》《传染病防控战略》《突发公共卫生事件应急条例》《突发急性传染病防治"十三五"规划(2016—2020年)》等文件,以提高全国的应急处置能力,防止或减少突发急性传染病的发生及流行,降低突发急性传染病的危害,保护人民生命安全和身体健康。

　　自新型冠状病毒肺炎这一突发急性传染病暴发以来,国家卫生健康委员会出台了《医疗机构内新型冠状病毒感染预防与控制技术指南(第一版)》《新型冠状病毒肺炎防控方案(第五版)》《新型冠状病毒肺炎诊疗方案(试行第七版)》等多个文件,特别强调开展全员培训,依据岗位职责和特点确定不同的培训内容,使其熟练掌握新型冠状病毒感染的防控知识、方法与技能,做到早发现、早报告、早隔离、早诊断、早治疗、早控制。

为切实做好新型冠状病毒肺炎疫情防控工作,实现"患者零死亡、医护零感染、院内零传播"的目标,中南大学湘雅医院认真落实上级部署,积极应对,第一时间成立了医院疫情防控全员培训工作小组,并制定工作方案,要求对全院所有员工进行"全覆盖、无死角"的院感控制与个人防护培训和考核。通过近一个月的培训实践,我们探索出了一套可适用于新型冠状病毒肺炎等突发急性传染病的疫情防控全员培训策略,为医院整体防控目标的达成提供了有力的保障。

为了日后更加规范、有序、高效地应对突发应急性传染病的疫情防控,医院全员培训工作小组的专家整理了我国有关突发急性传染病防控的政策法规,以及国家应对本次新型冠状病毒肺炎疫情的各种方案和指南,结合我院培训实践,编写了《突发急性传染病临床防控培训手册》。本书把需要掌握的知识分解为多个知识点,以简明的问答形式呈现给读者,使读者能够非常快捷方便的掌握相关知识和要点。特别是还把湘雅医院疫情防控全员培训工作方案、过程和效果等实战经验分享给大家,并附各种培训考核试题,具有很强的实用性和可操作性。也可以作为医院的培训教材和考核题库。

感谢人民卫生出版社的大力支持和帮助,感谢本书组织编写单位——中南大学湘雅医院各级领导和全院职工在培训工作中的辛勤付出和努力。由于目前对新型冠状病毒肺炎的相关知识和认识仍处于不断探索和更新阶段,本书编写时间仓促,如有不当之处,敬请批评指正。

编写委员会

2020 年 3 月

目 录

第一部分
新型冠状病毒肺炎相关政策法规及知识 713 问

1.《中华人民共和国传染病防治法》175 问

1）总则相关问题

问题 1 制定本防治法的目的是什么？

为了预防、控制和消除传染病的发生与流行，保障人体健康和公共卫生。

问题 2 国家对传染病防治的方针是什么？

国家对传染病防治实行预防为主的方针，防治结合、分类管理、依靠科学、依靠群众。

问题 3 传染病防治法规定的传染病分为哪几类？

传染病分甲类、乙类及丙类 3 类。

问题 4 甲类传染病有几种？ 具体是哪些？

甲类传染病有 2 种，具体是：鼠疫、霍乱。

问题 5 目前乙类传染病有几种？ 具体是哪些？

乙类传染病有 25 种，具体是：严重急性呼吸综合征（传染性非典型肺炎)、艾滋病、病毒性肝炎、脊髓灰质炎、人感染高致病性禽流感、麻疹、流行性出血热、狂犬病、流行性乙型脑炎、登革热、炭疽、细菌性和阿米巴性痢疾、肺结核、伤寒和副伤寒、流行性脑脊髓膜炎、百日咳、白喉、新生儿破伤风、猩红热、布鲁氏菌病、淋病、梅毒、钩端螺旋体病、血吸虫病、疟疾。(本法还未将新型冠状病毒肺炎列入乙类)

问题 6　目前丙类传染病有几种? 具体是哪些?

丙类传染病有 10 种,具体是:流行性感冒、流行性腮腺炎、风疹、急性出血性结膜炎、麻风病、流行性和地方性斑疹伤寒、黑热病、棘球蚴病、丝虫病、除霍乱、细菌性和阿米巴性痢疾、伤寒和副伤寒以外的感染性腹泻。

问题 7　什么情况下可调整传染病的病种数?

国务院卫生行政部门根据传染病暴发、流行情况和危害程度,可以决定增加、减少或者调整乙类、丙类传染病病种并予以公布。

问题 8　目前,有几种乙类传染病采取甲类传染病的预防、控制措施? 具体是哪些?

有 3 种,包括严重急性呼吸综合征(传染性非典型肺炎)、炭疽中的肺炭疽和人感染高致病性禽流感,采取本法所称甲类传染病的预防、控制措施。(本法还未将新型冠状病毒肺炎列入乙类)

问题 9　哪个部门有权利公布及解除其他乙类传染病或突发原因不明的传染病按甲类预防控制?

国务院卫生行政部门及时报经国务院批准后予以公布、实施。

问题 10　哪个部门有权利公布常见、多发的其他地方性传染病按乙类或丙类管理?

省、自治区、直辖市人民政府可以根据情况对本行政区域内常见、多发的其他地方性传染病,决定按照乙类或者丙类传染病管理并予以公布,报国务院卫生行政部门备案。

问题 11 传染病防治中,县级以上人民政府如何起到领导作用?

县级以上人民政府制定传染病防治规划并组织实施,建立健全传染病防治的疾病预防控制、医疗救治和监督管理体系。

问题 12 全国传染病防治及其监督管理工作由什么部门负责?

国务院卫生行政部门主管全国传染病防治及其监督管理工作。

问题 13 县级以上地方人民政府卫生行政部门负责哪些地方的传染病防治及其监督管理工作?

县级以上地方人民政府卫生行政部门负责本行政区域内的传染病防治及其监督管理工作。

问题 14 军队的传染病防治工作由什么部门负责监督管理?

军队的传染病防治工作由中国人民解放军卫生主管部门实施监督管理。

问题 15 传染病防治工作中,各级疾病预防控制机构承担哪些工作?

各级疾病预防控制机构承担传染病监测、预测、流行病学调查、疫情报告,以及其他预防、控制工作。

问题 16 传染病防治工作中,医疗机构承担哪些工作?

医疗机构承担与医疗救治有关的传染病防治工作和责任区域内的传染病预防工作。

问题 17 传染病防治工作中,城市社区和农村基层医疗机构承担哪些工作?

在疾病预防控制机构的指导下,城市社区和农村基层医疗机构承担相应的传染病防治工作。

问题 18 传染病防治工作中,哪些工作能获得国家的支持和鼓励?

①发展现代医学和中医药等传统医学开展传染病防治的科学研究,提高传染病防治的科学技术水平。

②开展传染病防治的国际合作。

③单位和个人参与传染病防治工作。

问题 19 传染病防治工作中,各级人民政府应当完善哪些制度,方便单位和个人参与防治传染病?

各级人民政府应当完善宣传教育、疫情报告、志愿服务和捐赠活动方面的制度。

问题 20 传染病防治工作中,居民委员会、村民委员会应起什么作用?

居民委员会、村民委员会应当组织居民、村民参与社区、农村的传染病预防与控制活动。

问题 21 国家开展预防传染病的健康教育时,新闻媒体应起什么作用?

新闻媒体应当无偿开展传染病防治和公共卫生教育的公益宣传。

问题 22 国家开展预防传染病的健康教育时,各级各类学校应起什么作用?

各级各类学校应当对学生进行健康知识和传染病预防知识的

教育。

问题 23 国家开展预防传染病的健康教育时,医学院校应起什么作用?

医学院校应当加强预防医学教育和科学研究,对在校学生及其他与传染病防治相关人员进行预防医学教育和培训,为传染病防治工作提供技术支持。

问题 24 国家开展预防传染病的健康教育时,疾病预防控制机构、医疗机构应起什么作用?

疾病预防控制机构、医疗机构应当定期对其工作人员进行传染病防治知识、技能的培训。

问题 25 在传染病防治工作中,哪些人或单位应给予表彰和奖励?

对在传染病防治工作中作出显著成绩和贡献的单位和个人,给予表彰和奖励。

问题 26 在传染病防治工作中,哪些人或单位应给予补助、抚恤?

对因参与传染病防治工作致病、致残、死亡的人员,按照有关规定给予补助、抚恤。

问题 27 哪些人群需要接受有关传染病的调查、检验、采集样本、隔离治疗等预防、控制措施?

在中华人民共和国领域内的一切单位和个人,必须接受疾病预防控制机构、医疗机构有关传染病的调查、检验、采集样本、隔离治疗等预防、控制措施,如实提供有关情况。

问题 28 疾病预防控制机构、医疗机构能否泄露个人信息?

疾病预防控制机构、医疗机构不得泄露涉及个人隐私的有关信息、资料。

问题 29　哪种情况下单位和个人可以依法申请行政复议或者提起诉讼?

卫生行政部门及其他有关部门、疾病预防控制机构和医疗机构因违法实施行政管理或者预防、控制措施,侵犯单位和个人合法权益时,单位和个人可以依法申请行政复议或者提起诉讼。

2) 传染病预防相关问题

问题 30　各级人民政府在传染病预防工作中起什么作用?

①组织开展群众性卫生活动,进行预防传染病的健康教育,倡导文明健康的生活方式,提高公众对传染病的防治意识和应对能力,加强环境卫生建设,消除鼠害和蚊、蝇等病媒生物的危害。

②应当有计划地建设和改造公共卫生设施,改善饮用水卫生条件,对污水、污物、粪便进行无害化处置。

问题 31　各级人民政府农业、水利、林业行政部门在传染病预防工作中起什么作用?

各级人民政府农业、水利、林业行政部门按照职责分工,负责指导和组织消除农田、湖区、河流、牧场、林区的鼠害与血吸虫危害,以及其他传播传染病的动物和病媒生物的危害。

问题 32　铁路、交通、民用航空行政部门在传染病预防工作中起什么作用?

铁路、交通、民用航空行政部门负责组织消除交通工具及相关场所的鼠害和蚊、蝇等病媒生物的危害。

问题 33　国家实行有计划的预防接种制度,由哪些部门制定及组织实施?

由国务院卫生行政部门和省、自治区、直辖市人民政府卫生行政部门,根据传染病预防、控制的需要,制定传染病预防接种规划并组织实施。

问题 34　用于预防接种的疫苗必须符合什么标准?

用于预防接种的疫苗必须符合国家质量标准。

问题 35　对于儿童传染病预防,实施什么预防接种制度?

国家对儿童实行有计划的预防接种制度。国家免疫规划项目的预防接种实行免费。

问题 36　对于传染病病人、病原携带者及疑似传染病病人,国家和社会应做到哪些?

国家和社会应当关心、帮助传染病病人、病原携带者和疑似传染病病人,使其得到及时救治。任何单位和个人不得歧视传染病病人、病原携带者和疑似传染病病人。

问题 37　传染病病人、病原携带者及疑似传染病病人,在治愈前或者在排除传染病嫌疑前,不得从事什么工作?

不得从事法律、行政法规和国务院卫生行政部门规定禁止从事的易使该传染病扩散的工作。

问题 38　传染病监测制度由什么部门制定?

国务院卫生行政部门制定国家传染病监测规划和方案。省、自治区、直辖市人民政府卫生行政部门根据国家传染病监测规划和方案,制定本行政区域的传染病监测计划和工作方案。

问题 39　传染病监测制度的实施工作由什么部门开展?

各级疾病预防控制机构对传染病的发生、流行及影响其发生、流行的因素,进行监测。对国外发生、国内尚未发生的传染病或者国内新发生的传染病,进行监测。

问题40 各级疾病预防控制机构在传染病预防控制中应履行什么职责?

①实施传染病预防控制规划、计划和方案。

②收集、分析和报告传染病监测信息,预测传染病的发生、流行趋势。

③开展对传染病疫情和突发公共卫生事件的流行病学调查、现场处理及其效果评价。

④开展传染病实验室检测、诊断、病原学鉴定。

⑤实施免疫规划,负责预防性生物制品的使用管理。

⑥开展健康教育、咨询,普及传染病防治知识。

⑦指导、培训下级疾病预防控制机构及其工作人员开展传染病监测工作。

⑧开展传染病防治应用性研究和卫生评价,提供技术咨询。

问题41 国家、省级疾病预防控制机构在传染病预防控制中应履行什么职责?

国家、省级疾病预防控制机构负责对传染病发生、流行及分布进行监测,对重大传染病流行趋势进行预测,提出预防控制对策,参与并指导对暴发的疫情进行调查处理,开展传染病病原学鉴定,建立检测质量控制体系,开展应用性研究和卫生评价。

问题42 设区的市和县级疾病预防控制机构在传染病预防控制中应履行什么职责?

设区的市和县级疾病预防控制机构负责传染病预防控制规划、方案的落实,组织实施免疫、消毒、控制病媒生物的危害,普及传染病防治知识,负责本地区疫情和突发公共卫生事件监测、报告,开展流行病学调查和常见病原微生物检测。

问题43 传染病预警由什么机构公布?

国务院卫生行政部门和省、自治区、直辖市人民政府根据传染病发生、流行趋势的预测,及时发出传染病预警,根据情况予以公布。

问题 44　传染病预防、控制预案由什么部门制定?

县级以上地方人民政府应当制定传染病预防、控制预案,报上一级人民政府备案。

问题 45　传染病预防、控制预案包括哪些内容?

①传染病预防控制指挥部的组成和相关部门的职责。

②传染病的监测、信息收集、分析、报告、通报制度。

③疾病预防控制机构、医疗机构在发生传染病疫情时的任务与职责。

④传染病暴发、流行情况的分级,以及相应的应急工作方案。

⑤传染病预防、疫点疫区现场控制,应急设施、设备、救治药品和医疗器械及其他物资和技术的储备与调用。

问题 46　地方人民政府和疾病预防控制机构在什么情况下应当按照传染病预防、控制预案,采取相应的预防、控制措施?

在接到国务院卫生行政部门或者省、自治区、直辖市人民政府发出的传染病预警后,地方人民政府和疾病预防控制机构应当按照传染病预防、控制预案,采取相应的预防、控制措施。

问题 47　在传染病防控中,医疗机构应按照哪些制度、规范执行以防止传染病的医源性感染和医院感染?

医疗机构必须严格执行国务院卫生行政部门规定的管理制度、操作规范,防止传染病的医源性感染和医院感染。

问题 48　医疗机构在传染病的防控中,哪些工作应当确定专门的部门或者人员来承担?

医疗机构应当确定专门的部门或者人员,承担传染病疫情报告、本单位的传染病预防、控制及责任区域内的传染病预防工作;

承担医疗活动中与医院感染有关的危险因素监测、安全防护、消毒、隔离和医疗废物处置工作。

问题 49 疾病预防控制机构在传染病的防控中,哪些工作应当指定专门人员来承担?

疾病预防控制机构应当指定专门人员负责对医疗机构内传染病预防工作进行指导、考核,开展流行病学调查。

问题 50 怎样的实验室条件才能达到传染病病原体样本管理要求?

实验室应当符合国家规定的条件和技术标准,建立严格的监督管理制度,对传染病病原体样本按照规定的措施实行严格监督管理,严防传染病病原体的实验室感染和病原微生物的扩散。

问题 51 对采供血机构、生物制品生产单位有哪些要求?

采供血机构、生物制品生产单位必须严格执行国家有关规定,保证血液、血液制品的质量。禁止非法采集血液或者组织他人出卖血液。

问题 52 对疾病预防控制机构、医疗机构使用血液和血液制品有哪些要求?

疾病预防控制机构、医疗机构使用血液和血液制品,必须遵守国家有关规定,防止因输入血液、使用血液制品引起经血液传播疾病的发生。

问题 53 各级人民政府在艾滋病的防治工作中起什么作用?

各级人民政府应当加强艾滋病的防治工作,采取预防、控制措施,防止艾滋病的传播。

问题 54 艾滋病的防治具体办法由哪个部门制定?

艾滋病的防治具体办法由国务院制定。

问题 55　与人畜共患传染病有关的动物传染病防治管理工作由什么部门负责？

县级以上人民政府农业、林业行政部门及其他有关部门，依据各自的职责负责与人畜共患传染病有关的动物传染病防治管理工作。

问题 56　与人畜共患传染病有关的野生动物、家畜家禽什么情况下可出售、运输？

与人畜共患传染病有关的野生动物、家畜家禽，经检疫合格后，方可出售、运输。

问题 57　国家为了建立传染病菌种、毒种库，需要建立哪些方面的管理制度？

对传染病菌种、毒种和传染病检测样本的采集、保藏、携带、运输和使用实行分类管理，建立健全严格的管理制度。

问题 58　对于可导致甲类传染病传播及其他国务院卫生行政部门规定的菌种、毒种和传染病检测样本，需要采集、保藏、携带、运输和使用时须经什么部门批准？

须经省级以上人民政府卫生行政部门批准。具体办法由国务院制定。

问题 59　对于被传染病病原体污染的污水、污物、场所和物品，由什么部门负责消毒处理？

有关单位和个人必须在疾病预防控制机构的指导下或者按照其提出的卫生要求，进行严格消毒处理；拒绝消毒处理的，由当地卫生行政部门或者疾病预防控制机构进行强制消毒处理。

问题 60　在国家自然疫源地计划兴建水利、交通、旅游、能源等大型建设项目时，该如何进行传染病防控？

①应当事先由省级以上疾病预防控制机构对施工环境进行卫

生调查。建设单位应当根据疾病预防控制机构的意见,采取必要的传染病预防、控制措施。

②施工期间,建设单位应当设专人负责工地上的卫生防疫工作。

③工程竣工后,疾病预防控制机构应当对可能发生的传染病进行监测。

问题 61 用于传染病防治的消毒产品,应当符合什么标准、规范?

应当符合国家卫生标准和卫生规范。

问题 62 供水单位供应的饮用水和涉及饮用水卫生安全的产品,应当符合什么标准、规范?

应当符合国家卫生标准和卫生规范。

问题 63 饮用水供水单位从事生产或者供应活动,应当取得什么许可证?

应当依法取得卫生许可证。

问题 64 生产用于传染病防治的消毒产品的单位及其产品,应经什么部门审批?

应当经省级以上人民政府卫生行政部门审批。具体办法由国务院制定。

3) 疫情报告、通报和公布相关问题

问题 65 发现本法规定的传染病疫情或者发现其他传染病暴发、流行及突发原因不明的传染病时,疫情报告应遵循什么原则?

应当遵循疫情报告属地管理原则,按照国务院规定的或者国务院卫生行政部门规定的内容、程序、方式和时限报告。

问题 66 军队医疗机构发现本法规定的传染病疫情或者发现其他传染病暴发、流行及突发原因不明的传染病时,疫情报告应遵循什么原则?

应当按照国务院卫生行政部门的规定报告。

问题 67 当任何单位和个人发现传染病病人或疑似传染病病人时,应如何处置?

应当及时向附近的疾病预防控制机构或者医疗机构报告。

问题 68 港口、机场、铁路疾病预防控制机构及国境卫生检疫机关发现甲类传染病病人、病原携带者、疑似传染病病人时,应如何处置?

应当按照国家有关规定立即向国境口岸所在地的疾病预防控制机构,或者所在地县级以上地方人民政府卫生行政部门报告并互相通报。

问题 69 疾病预防控制机构在面对传染病疫情信息时,应如何处置?

疾病预防控制机构应当主动收集、分析、调查、核实传染病疫情信息。

问题 70 疾病预防控制机构收到甲乙类传染病疫情报告或发现传染病暴发、流行时,该怎么办?

①应当立即报告当地卫生行政部门,由当地卫生行政部门立即报告当地人民政府,同时报告上级卫生行政部门和国务院卫生行政部门。

②应当设立或者指定专门的部门、人员负责传染病疫情信息管理工作,及时对疫情报告进行核实、分析。

问题 71　对于传染病疫情及监测、预警的相关信息,如何通报告知?

县级以上地方人民政府卫生行政部门应当及时向本行政区域内的疾病预防控制机构和医疗机构通报传染病疫情及监测、预警的相关信息。接到通报的疾病预防控制机构和医疗机构应当及时告知本单位的有关人员。

问题 72　国务院卫生行政部门在发现传染病疫情时该如何通报?

应当及时向国务院其他有关部门和各省、自治区、直辖市人民政府卫生行政部门通报全国传染病疫情,以及监测、预警的相关信息。

问题 73　毗邻的及相关的地方人民政府卫生行政部门在发现传染病疫情时该如何通报?

应当及时互相通报本行政区域的传染病疫情,以及监测、预警的相关信息。

问题 74　县级以上人民政府有关部门在发现传染病疫情时该如何通报?

应当及时向同级人民政府卫生行政部门通报。

问题 75　中国人民解放军卫生主管部门在发现传染病疫情时该如何通报?

应当向国务院卫生行政部门通报。

问题 76　动物防疫机构和疾病预防控制机构该如何互相通报?

应当及时互相通报动物间和人间发生的人畜共患传染病疫情及相关信息。

问题 77　依照本法的规定,哪些部门、机构、人群负有传染病疫情报告职责?

依照本法的规定,负有传染病疫情报告职责的有人民政府有关部门、疾病预防控制机构、医疗机构、采供血机构及其工作人员,且不得隐瞒、谎报、缓报传染病疫情。

问题 78　传染病暴发、流行时,传染病疫情信息的公布由什么部门负责?

由国务院卫生行政部门负责向社会公布传染病疫情信息,并可以授权省、自治区、直辖市人民政府卫生行政部门向社会公布本行政区域的传染病疫情信息。

问题 79　公布的传染病疫情信息应当如何?

公布传染病疫情信息应当及时、准确。

4) 疫情控制相关知识

问题 80　医疗机构发现甲类传染病时,应采取什么隔离措施?

①对病人、病原携带者,予以隔离治疗,隔离期限根据医学检查结果确定。

②对疑似病人,确诊前在指定场所单独隔离治疗。

③对医疗机构内的病人、病原携带者、疑似病人的密切接触者,在指定场所进行医学观察和采取其他必要的预防措施。

问题 81　对于拒绝隔离治疗或者隔离期未满擅自脱离隔离治疗的相关人员,应采取什么隔离措施?

可以由公安机关协助医疗机构采取强制隔离治疗措施。

问题 82　医疗机构发现乙类或者丙类传染病病人,应采取什么措施?

①对相关病人应当根据病情采取必要的治疗和控制传播

措施。

②对本单位内被传染病病原体污染的场所、物品及医疗废物，必须依照法律、法规的规定实施消毒和无害化处置。

问题 83 疾病预防控制机构在发现传染病疫情或接到传染病疫情报告时，应采取什么措施？

①对传染病疫情进行流行病学调查，根据调查情况提出划定疫点、疫区的建议，对被污染的场所进行卫生处理，对密切接触者，在指定场所进行医学观察和采取其他必要的预防措施，并向卫生行政部门提出疫情控制方案。

②传染病暴发、流行时，对疫点、疫区进行卫生处理，向卫生行政部门提出疫情控制方案，并按照卫生行政部门的要求采取措施。

③指导下级疾病预防控制机构实施传染病预防、控制措施，组织、指导有关单位对传染病疫情的处理。

问题 84 对已发生甲类传染病病例的场所或该场所内特定区域的人员，应该如何实施隔离措施？

①所在地的县级以上地方人民政府可以实施隔离措施，并同时向上一级人民政府报告；接到报告的上级人民政府应当即时作出是否批准的决定。上级人民政府作出不予批准决定的，实施隔离措施的人民政府应当立即解除隔离措施。

②在隔离期间，实施隔离措施的人民政府应当对被隔离人员提供生活保障。

③被隔离人员有工作单位的，所在单位不得停止支付其隔离期间的工作报酬。

④隔离措施的解除，由原决定机关决定并宣布。

问题 85 传染病暴发、流行时，由什么部门组织进行传染病预防、控制预案？

传染病暴发、流行时，县级以上地方人民政府应当立即组织力量，按照预防、控制预案进行防治，切断传染病的传播途径。

问题 86 为了预防、控制传染病流行,切断传播途径,必要时地方人民政府可采取哪些紧急措施?

必要时,报经上一级人民政府决定,可以采取下列紧急措施并予以公告:

①限制或者停止集市、影剧院演出或者其他人群聚集的活动。

②停工、停业、停课。

③封闭或者封存被传染病病原体污染的公共饮用水源、食品及相关物品。

④控制或者扑杀染疫野生动物、家畜家禽。

⑤封闭可能造成传染病扩散的场所。

问题 87 为了预防、控制传染病流行,切断传播途径,上级人民政府在接到下级人民政府关于采取紧急措施的报告时,需要多久作出决定?

应当即时作出决定。

问题 88 由什么机关决定并宣布紧急措施的解除?

由原决定机关决定并宣布。

问题 89 甲类、乙类传染病暴发时,疫区的宣布由什么部门负责?

①县级以上地方人民政府报经上一级人民政府决定,可以宣布本行政区域部分或者全部为疫区。

②国务院可以决定并宣布跨省、自治区、直辖市的疫区。

问题 90 甲类、乙类传染病暴发时,疫区的卫生检疫由什么部门进行?

县级以上地方人民政府可以对出入疫区的人员、物资和交通工具实施卫生检疫。

问题91　哪些部门可以对甲类传染病疫区实施封锁？

①省、自治区、直辖市人民政府可以决定对本行政区域内的甲类传染病疫区实施封锁。

②封锁大、中城市的疫区或者封锁跨省、自治区、直辖市的疫区，以及封锁疫区导致中断干线交通或者封锁国境的，由国务院决定。

问题92　由什么机关决定并宣布疫区封锁的解除？

疫区封锁的解除，由原决定机关决定并宣布。

问题93　发生甲类传染病时，为防治通过交通工具及其乘运人员、物资传播，应实施什么策略？

可以实施交通卫生检疫。具体办法由国务院制定。

问题94　传染病暴发、流行时，人员、储备物资调用，房屋、交通工具及相关设施设备的征用，由什么部门负责？

根据传染病疫情控制的需要，国务院有权在全国范围或者跨省、自治区、直辖市范围内，县级以上地方人民政府有权在本行政区域内紧急调集人员或者调用储备物资，临时征用房屋、交通工具及相关设施、设备。

问题95　传染病暴发、流行时，被征用的人员、物资应如何处置？

传染病暴发、流行时，紧急调集人员的，应当按照规定给予合理报酬。临时征用房屋、交通工具及相关设施、设备的，应当依法给予补偿；能返还的，应当及时返还。

问题96　哪些传染病人死亡后的尸体需立即进行卫生处理并就近火化？

患甲类传染病、炭疽死亡的，应当将尸体立即进行卫生处理，就近火化。

问题 97　哪些传染病人死亡后的尸体应进行卫生处理后火化或者按照规定深埋?

除甲类传染病、炭疽以外,患其他传染病死亡的,应当将尸体进行卫生处理后火化或者按照规定深埋。

问题 98　为了查找传染病病因,哪个机构在必要时可以按照规定对传染病病人尸体或者疑似传染病病人尸体进行解剖查验?

医疗机构在必要时可以按照国务院卫生行政部门的规定,对传染病病人尸体或者疑似传染病病人尸体进行解剖查验,并应当告知死者家属。

问题 99　疫区中被传染病病原体污染或者可能被传染病病原体污染的物品如何再使用?

疫区中被传染病病原体污染或者可能被传染病病原体污染的物品,经消毒可以使用的,应当在当地疾病预防控制机构的指导下,进行消毒处理后,方可使用、出售和运输。

问题 100　发生传染病疫情时,什么机构可以进入传染病疫点、疫区进行调查、采集样本、技术分析和检验?

发生传染病疫情时,疾病预防控制机构和省级以上人民政府卫生行政部门指派的其他与传染病有关的专业技术机构,可以进入传染病疫点、疫区进行调查、采集样本、技术分析和检验。

问题 101　传染病暴发、流行时,药品和医疗器械生产、供应单位要如何应对?

传染病暴发、流行时,药品和医疗器械生产、供应单位应当及时生产、供应防治传染病的药品和医疗器械。

问题 102　传染病暴发、流行时,铁路、交通、民用航空经营单位要如何应对?

传染病暴发、流行时,铁路、交通、民用航空经营单位必须优先运送处理传染病疫情的人员,以及防治传染病的药品和医疗器械。

问题 103　传染病暴发、流行时,由哪个部门组织协调工作?

传染病暴发、流行时,县级以上人民政府有关部门应当做好组织协调工作。

5) 医疗救治相关问题

问题 104　在传染病的医疗救治工作中,县级以上人民政府担当什么角色?

在传染病的医疗救治工作中,县级以上人民政府应当加强和完善传染病医疗救治服务网络的建设,指定具备传染病救治条件和能力的医疗机构承担传染病救治任务,或者根据传染病救治需要设置传染病医院。

问题 105　在传染病的医疗救治工作,医疗机构的设置应符合什么要求?

在传染病的医疗救治工作中,医疗机构的基本标准、建筑设计和服务流程,应当符合预防传染病医院感染的要求。

问题 106　医疗机构在传染病人的医疗救治工作中,承担什么职责?

①应当按照规定对使用的医疗器械进行消毒;对按照规定一次使用的医疗器具,应当在使用后予以销毁。

②应当按照国务院卫生行政部门规定的传染病诊断标准和治疗要求,采取相应措施,提高传染病医疗救治能力。

③应当对传染病病人或者疑似传染病病人提供医疗救护、

现场救援和接诊治疗,书写病历记录及其他有关资料,并妥善保管。

④应当实行传染病预检、分诊制度;对传染病病人、疑似传染病病人,应当引导至相对隔离的分诊点进行初诊。

问题 107　当医疗机构不具备传染病病人的救治能力时,该怎么办?

当医疗机构不具备传染病病人的救治能力时,应当将病人及其病历记录复印件一并转至具备相应救治能力的医疗机构。

6) 监督管理相关问题

问题 108　县级以上人民政府卫生行政部门在传染病防治工作中履行哪些监督检查职责?

①对下级人民政府卫生行政部门履行本法规定的传染病防治职责进行监督检查。

②对疾病预防控制机构、医疗机构的传染病防治工作进行监督检查。

③对采供血机构的采供血活动进行监督检查。

④对用于传染病防治的消毒产品及其生产单位进行监督检查,并对饮用水供水单位从事生产或者供应活动,以及涉及饮用水卫生安全的产品进行监督检查。

⑤对传染病菌种、毒种和传染病检测样本的采集、保藏、携带、运输、使用进行监督检查。

⑥对公共场所和有关单位的卫生条件和传染病预防、控制措施进行监督检查。

问题 109　省级以上人民政府卫生行政部门在传染病防治工作中负责的工作是什么?

省级以上人民政府卫生行政部门负责组织对传染病防治重大事项的处理。

问题 110 县级以上人民政府卫生行政部门在履行监督检查职责时,可行使哪些权利?

县级以上人民政府卫生行政部门在履行监督检查职责时,有权进入被检查单位和传染病疫情发生现场调查取证,查阅或者复制有关的资料和采集样本。

问题 111 县级以上人民政府卫生行政部门在履行监督检查职责时,被检查单位需如何应对?

县级以上人民政府卫生行政部门在履行监督检查职责时,被检查单位应当予以配合,不得拒绝、阻挠。

问题 112 县级以上人民政府卫生行政部门在履行监督检查职责时,什么情况下可以采取临时控制措施?

在发现被传染病病原体污染的公共饮用水源、食品及相关物品,如不及时采取控制措施可能导致传染病传播、流行的,可以采取封闭公共饮用水源、封存食品及相关物品或者暂停销售的临时控制措施。

问题 113 对于被传染病病原体污染的公共饮用水源、食品及相关物品,应如何处理?

县级以上地方人民政府卫生行政部门对被传染病病原体污染的公共饮用水源、食品及相关物品予以检验或者进行消毒。经检验,属于被污染的食品,应当予以销毁;对未被污染的食品或者经消毒后可以使用的物品,应当解除控制措施。

问题 114 卫生行政部门工作人员依法执行职务时,需要哪些程序?

卫生行政部门工作人员依法执行职务时,应当不少于两人,并出示执法证件,填写卫生执法文书。

问题 115 卫生行政部门工作人员依法执行职务时,卫生执法文书需要哪些人员签名?

卫生执法文书经核对无误后,应当由卫生执法人员和当事人签名。

问题 116 当事人拒绝签名的卫生执法文书,应如何处置?

卫生执法文书当事人拒绝签名的,卫生执法人员应当注明情况。

问题 117 对于传染病的监督管理,卫生行政部门怎样对其工作人员进行监督?

卫生行政部门应当依法建立健全内部监督制度,对其工作人员依据法定职权和程序履行职责的情况进行监督。

问题 118 上级卫生行政部门发现下级卫生行政部门不及时处理职责范围内的事项或者不履行职责时,应如何处理?

应当责令纠正或者直接予以处理。

问题 119 卫生行政部门及其工作人员履行职责时,需要接受哪些人员的监督?

卫生行政部门及其工作人员履行职责,应当自觉接受社会和公民的监督。

问题 120 什么人有权向上级人民政府及其卫生行政部门举报违反本法的行为?

单位和个人有权向上级人民政府及其卫生行政部门举报违反本法的行为。

问题 121 接到举报的有关人民政府或者其卫生行政部门,应如何处理?

接到举报的有关人民政府或者其卫生行政部门,应当及时调查处理。

7) 保障措施相关问题

问题 122 国家将传染病防治工作纳入什么计划?

国家将传染病防治工作纳入国民经济和社会发展计划。

问题 123 县级以上地方人民政府将传染病防治工作纳入什么计划?

县级以上地方人民政府将传染病防治工作纳入本行政区域的国民经济和社会发展计划。

问题 124 县级以上地方人民政府负责哪些地区的传染病预防、控制、监督等项目的经费?

县级以上地方人民政府按照本级政府职责负责本行政区域内传染病预防、控制、监督工作的日常经费。

问题 125 国务院卫生行政部门会同国务院有关部门负责哪些地区的传染病预防、控制、监督等项目的经费?

国务院卫生行政部门会同国务院有关部门,根据传染病流行趋势,确定全国传染病预防、控制、救治、监测、预测、预警、监督检查等项目。中央财政对困难地区实施重大传染病防治项目给予补助。

问题 126 省、自治区、直辖市人民政府如何实施保障措施?

省、自治区、直辖市人民政府根据本行政区域内传染病流行趋势,在国务院卫生行政部门确定的项目范围内,确定传染病预防、控制、监督等项目,并保障项目的实施经费。

问题 127 为了加强基层传染病防治体系建设,国家采取了哪些措施?

国家加强基层传染病防治体系建设,扶持贫困地区和少数民族地区的传染病防治工作。

问题 128　为了加强基层传染病防治体系建设,地方各级人民政府应采取哪些措施?

地方各级人民政府应当保障城市社区、农村基层传染病预防工作的经费。

问题 129　对患有特定传染病的困难人群,国家采取了哪些措施?

国家对患有特定传染病的困难人群实行医疗救助,减免医疗费用。具体办法由国务院卫生行政部门会同国务院财政部门等部门制定。

问题 130　县级以上人民政府应储备哪些物资,以备调用?

县级以上人民政府负责储备防治传染病的药品、医疗器械和其他物资,以备调用。

问题 131　对哪些人群单位应当按照国家规定,采取有效的卫生防护措施和医疗保健措施,并给予适当的津贴?

对从事传染病预防、医疗、科研、教学、现场处理疫情的人员,以及在生产、工作中接触传染病病原体的其他人员,单位应当按照国家规定,采取有效的卫生防护措施和医疗保健措施,并给予适当的津贴。

8) 法律责任相关问题

问题 132　什么情形下上级人民政府会对地方各级人民政府通报批评?

地方各级人民政府未依照本法的规定履行报告职责,或者隐瞒、谎报、缓报传染病疫情,或者在传染病暴发、流行时,未及时组织救治、采取控制措施,由上级人民政府责令改正,通报批评。

问题 133 什么情形下上级人民政府会对地方各级人民政府负有责任的主管人员给予行政处分？

造成传染病传播、流行或者其他严重后果的，对负有责任的主管人员，依法给予行政处分。

问题 134 什么情形下上级人民政府会对地方各级人民政府负有责任的主管人员给予追究刑事责任？

构成犯罪的，依法追究刑事责任。

问题 135 什么情形下本级人民政府、上级人民政府卫生行政部门会对县级以上人民政府卫生行政部门通报批评？

县级以上人民政府卫生行政部门违反本法规定，有下列情形之一的：

①未依法履行传染病疫情通报、报告或者公布职责，或者隐瞒、谎报、缓报传染病疫情的。

②发生或者可能发生传染病传播时未及时采取预防、控制措施的。

③未依法履行监督检查职责，或者发现违法行为不及时查处的。

④未及时调查、处理单位和个人对下级卫生行政部门不履行传染病防治职责的举报的。

⑤违反本法的其他失职、渎职行为。

问题 136 什么情形下本级人民政府、上级人民政府卫生行政部门会对县级以上人民政府卫生行政部门哪些人员给予行政处分？

造成传染病传播、流行或者其他严重后果的，本级人民政府、上级人民政府卫生行政部门对负有责任的主管人员和其他直接责任人员，依法给予行政处分。

问题 137 什么情形下本级人民政府、上级人民政府卫生行政部门会对县级以上人民政府卫生行政部门负有责任的主管人员和其他直接责任人员追究刑事责任?

构成犯罪的,依法追究刑事责任。

问题 138 什么情形下县级以上人民政府有关部门会被本级人民政府或者上级人民政府通报批评?

县级以上人民政府有关部门未依照本法的规定履行传染病防治和保障职责的,由本级人民政府或者上级人民政府有关部门责令改正,通报批评。

问题 139 什么情形下县级以上人民政府有关部门负有责任的主管人员和其他直接责任人员会被本级人民政府或者上级人民政府给予行政处分?

造成传染病传播、流行或者其他严重后果的,对负有责任的主管人员和其他直接责任人员,依法给予行政处分。

问题 140 什么情形下县级以上人民政府有关部门负有责任的主管人员和其他直接责任人员会被本级人民政府或者上级人民政府追究刑事责任?

构成犯罪的,依法追究刑事责任。

问题 141 什么情形下疾病预防控制机构会被县级以上人民政府卫生行政部门责令限期改正,通报批评,给予警告?

违反本法规定,有下列情形之一的:
①未依法履行传染病监测职责的。
②未依法履行传染病疫情报告、通报职责,或者隐瞒、谎报、缓报传染病疫情的。
③未主动收集传染病疫情信息,或者对传染病疫情信息和疫情报告未及时进行分析、调查、核实的。

④发现传染病疫情时,未依据职责及时采取本法规定的措施的。

⑤故意泄露传染病病人、病原携带者、疑似传染病病人、密切接触者涉及个人隐私的有关信息、资料的。

问题142 疾病预防控制机构违反本法规定,负有责任的主管人员和其他直接责任人员会被县级以上人民政府卫生行政部门给予什么处分?

①对负有责任的主管人员和其他直接责任人员,依法给予降级、撤职、开除的处分,并可以依法吊销有关责任人员的执业证书。

②构成犯罪的,依法追究刑事责任。

问题143 什么情形下医疗机构会被县级以上人民政府卫生行政部门责令限期改正,通报批评,给予警告?

违反本法规定,有下列情形之一的:

①未按照规定承担本单位的传染病预防、控制工作、医院感染控制任务和责任区域内的传染病预防工作的。

②未按照规定报告传染病疫情,或者隐瞒、谎报、缓报传染病疫情的。

③发现传染病疫情时,未按照规定对传染病病人、疑似传染病病人提供医疗救护、现场救援、接诊、转诊的,或者拒绝接受转诊的。

④未按照规定对本单位内被传染病病原体污染的场所、物品及医疗废物实施消毒或者无害化处置的。

⑤未按照规定对医疗器械进行消毒,或者对按照规定一次使用的医疗器具未予销毁,再次使用的。

⑥在医疗救治过程中未按照规定保管医学记录资料的。

⑦故意泄露传染病病人、病原携带者、疑似传染病病人、密切接触者涉及个人隐私的有关信息、资料的。

问题 144 违反本法规定的医疗机构负有责任的主管人员和其他直接责任人员会被县级以上人民政府卫生行政部门给予什么处分？

①造成传染病传播、流行或者其他严重后果的，对负有责任的主管人员和其他直接责任人员，依法给予降级、撤职、开除的处分，并可以依法吊销有关责任人员的执业证书。

②构成犯罪的，依法追究刑事责任。

问题 145 什么情形下采供血机构会被县级以上人民政府卫生行政部门责令限期改正，通报批评，给予警告？

采供血机构未按照规定报告传染病疫情，或者隐瞒、谎报、缓报传染病疫情，或者未执行国家有关规定，导致因输入血液引起经血液传播疾病发生的，由县级以上人民政府卫生行政部门责令限期改正，通报批评，给予警告。

问题 146 什么情形下采供血机构负有责任的主管人员和其他直接责任人员会被县级以上人民政府卫生行政部门给予相应处分？

①造成传染病传播、流行或者其他严重后果的，对负有责任的主管人员和其他直接责任人员，依法给予降级、撤职、开除的处分，并可以依法吊销采供血机构的执业许可证。

②构成犯罪的，依法追究刑事责任。

问题 147 非法采集血液或者组织他人出卖血液的会被县级以上人民政府卫生行政部门给予什么样的处分？

①予以取缔，没收违法所得，可以并处十万元以下的罚款。

②构成犯罪的，依法追究刑事责任。

问题 148 什么情形下国境卫生检疫机关、动物防疫机构会被有关部门在各自职责范围内责令改正，通报批评？

国境卫生检疫机关、动物防疫机构未依法履行传染病疫情通报职责的,会被有关部门在各自职责范围内责令改正,通报批评。

问题 149 什么情形下国境卫生检疫机关、动物防疫机构负有责任的主管人员和其他直接责任人员会被有关部门给予相应处分?

①造成传染病传播、流行或者其他严重后果的,依法给予降级、撤职、开除的处分。

②构成犯罪的,依法追究刑事责任。

问题 150 什么情形下铁路、交通、民用航空经营单位会被有关部门责令限期改正,给予警告?

铁路、交通、民用航空经营单位未依照本法的规定优先运送处理传染病疫情的人员,以及防治传染病的药品和医疗器械,会被有关部门责令限期改正,给予警告。

问题 151 什么情形下铁路、交通、民用航空经营单位负有责任的主管人员和其他直接责任人员会被有关部门给予相应处分?

铁路、交通、民用航空经营单位造成严重后果的,有关部门对负有责任的主管人员和其他直接责任人员,依法给予降级、撤职、开除的处分。

问题 152 各生产单位有哪些情形可由县级以上人民政府卫生行政部门给予处罚?

违反本法规定,有下列情形之一:

①饮用水供水单位供应的饮用水不符合国家卫生标准和卫生规范的。

②涉及饮用水卫生安全的产品不符合国家卫生标准和卫生规范的。

③用于传染病防治的消毒产品不符合国家卫生标准和卫生规范的。

④出售、运输疫区中被传染病病原体污染或者可能被传染病

病原体污染的物品,未进行消毒处理的。

⑤生物制品生产单位生产的血液制品不符合国家质量标准的。

问题 153　**县级以上人民政府卫生行政部门可给予什么处罚?**

①导致或者可能导致传染病传播、流行的,责令限期改正,没收违法所得,可以并处五万元以下的罚款。

②已取得许可证的,原发证部门可以依法暂扣或者吊销许可证。

③构成犯罪的,依法追究刑事责任。

问题 154　**疾病预防控制机构、医疗机构和从事病原微生物实验的单位有哪些情形可由县级以上人民政府卫生行政部门给予处罚?**

疾病预防控制机构、医疗机构和从事病原微生物实验的单位不符合国家规定的条件和技术标准,对传染病病原体样本未按照规定进行严格管理,造成实验室感染和病原微生物扩散的,由县级以上人民政府卫生行政部门给予处罚。

问题 155　**有哪些情形可由县级以上人民政府卫生行政部门给予处罚?**

违反国家有关规定,采集、保藏、携带、运输和使用传染病菌种、毒种和传染病检测样本的,由县级以上人民政府卫生行政部门给予处罚。

问题 156　**疾病预防控制机构、医疗机构有哪些情形可由县级以上人民政府卫生行政部门给予处罚?**

疾病预防控制机构、医疗机构未执行国家有关规定,导致因输入血液、使用血液制品引起经血液传播疾病发生的,由县级以上人民政府卫生行政部门给予处罚。

问题 157 县级以上人民政府卫生行政部门可给予相关单位什么处罚?

①违反本法规定,有上列情形之一的,责令改正,通报批评,给予警告。

②已取得许可证的,可以依法暂扣或者吊销许可证。

问题 158 有哪些情形县级以上人民政府卫生行政部门可给予相关机构负有责任的主管人员和其他直接责任人员相应处罚?

①造成传染病传播、流行及其他严重后果的,对负有责任的主管人员和其他直接责任人员,依法给予降级、撤职、开除的处分,并可以依法吊销有关责任人员的执业证书。

②构成犯罪的,依法追究刑事责任。

问题 159 出售、运输未经检疫的与人畜共患传染病有关的野生动物、家畜家禽的,应如何处罚?

出售、运输未经检疫的与人畜共患传染病有关的野生动物、家畜家禽的,由县级以上地方人民政府畜牧兽医行政部门责令停止违法行为,并依法给予行政处罚。

问题 160 在国家确认的自然疫源地兴建水利、交通、旅游、能源等大型建设项目,需要按什么要求施工?

①需经卫生调查进行施工。

②按照疾病预防控制机构的意见采取必要的传染病预防、控制措施。

问题 161 在国家确认的自然疫源地兴建水利、交通、旅游、能源等大型建设项目,未经卫生调查进行施工的,或者未按照疾病预防控制机构的意见采取必要的传染病预防、控制措施的,应如何处罚?

①由县级以上人民政府卫生行政部门责令限期改正,给予警

告,处五千元以上三万元以下的罚款。

②逾期不改正的,处三万元以上十万元以下的罚款,并可以提请有关人民政府依据职责权限,责令停建、关闭。

问题 162 **什么情形下单位和个人应当依法承担民事责任?**

单位和个人违反本法规定,导致传染病传播、流行,给他人人身、财产造成损害的,应当依法承担民事责任。

9)附则相关问题

问题 163 **什么是传染病病人、疑似传染病病人?**

传染病病人、疑似传染病病人指根据国务院卫生行政部门发布的《中华人民共和国传染病防治法规定管理的传染病诊断标准(试行)》,符合传染病病人和疑似传染病病人诊断标准的人。

问题 164 **什么是病原携带者?**

病原携带者指感染病原体无临床症状但能排出病原体的人。

问题 165 **什么是流行病学调查?**

流行病学调查指对人群中疾病或者健康状况的分布及其决定因素进行调查研究,提出疾病预防控制措施及保健对策。

问题 166 **什么是疫点?**

疫点指病原体从传染源向周围播散的范围较小或者单个疫源地。

问题 167 **什么是疫区?**

疫区指传染病在人群中暴发、流行,其病原体向周围播散时所能波及的地区。

问题 168 **什么是人畜共患传染病?**

人畜共患传染病指人与脊椎动物共同罹患的传染病,如鼠疫、狂犬病、血吸虫病等。

问题 169　什么是自然疫源地?

自然疫源地指某些可引起人类传染病的病原体在自然界的野生动物中长期存在和循环的地区。

问题 170　什么是病媒生物?

病媒生物指能够将病原体从人或者其他动物传播给人的生物,如蚊、蝇、蚤类等。

问题 171　什么是医源性感染?

医源性感染指在医学服务中,因病原体传播引起的感染。

问题 172　什么是医院感染?

医院感染指住院病人在医院内获得的感染,包括在住院期间发生的感染和在医院内获得出院后发生的感染,但不包括入院前已开始或者入院时已处于潜伏期的感染。医院工作人员在医院内获得的感染也属医院感染。

问题 173　什么是实验室感染?

实验室感染指从事实验室工作时,因接触病原体所致的感染。

问题 174　什么是菌种、毒种?

菌种、毒种指可能引起本法规定的传染病发生的细菌菌种、病毒毒种。

问题 175　什么是消毒?

消毒指用化学、物理、生物的方法杀灭或者消除环境中的病原微生物。

2.《突发公共卫生事件应急条例》40 问

1) 总则相关问题

问题 1 《突发公共卫生事件应急条例》由什么部门发布?

由国务院于 2003 年 5 月 9 日发布并实施。

问题 2 发布《突发公共卫生事件应急条例》的主要目的是什么?

为了有效预防、及时控制和消除突发公共卫生事件的危害,保障公众身体健康与生命安全,维护正常的社会秩序。

问题 3 什么是突发公共卫生事件?

突发公共卫生事件(以下简称"突发事件"),是指突然发生,造成或者可能造成社会公众健康严重损害的重大传染病疫情、群体性不明原因疾病、重大食物和职业中毒,以及其他严重影响公众健康的事件。

问题 4 突发事件的应急工作实施应遵循什么方针原则?

突发事件应急工作应当遵循预防为主、常备不懈的方针,贯彻统一领导、分级负责、反应及时、措施果断、依靠科学、加强合作的原则。

2) 预防与应急准备相关问题

问题 5 全国突发事件应急预案包括哪些内容?

①突发事件应急处理指挥部的组成和相关部门的职责。
②突发事件的监测与预警。
③突发事件信息的收集、分析、报告、通报制度。
④突发事件应急处理技术和监测机构及其任务。
⑤突发事件的分级和应急处理工作方案。
⑥突发事件预防、现场控制,应急设施、设备、救治药品和医疗

器械及其他物资和技术的储备与调度。

⑦突发事件应急处理专业队伍的建设和培训。

问题 6　突发事件的监测和预警工作由什么部门完成?

①县级以上地方人民政府应当建立和完善突发事件监测与预警系统。

②县级以上各级人民政府卫生行政主管部门,应当指定机构负责开展突发事件的日常监测,并确保监测与预警系统的正常运行。

问题 7　哪一级地方人民政府应当设置传染病专科医院或指定有传染病防治条件和能力的医疗机构承担传染病防治任务?

设区的市级以上地方人民政府应当设置与传染病防治工作需要相适应的传染病专科医院,或者指定具备传染病防治条件和能力的医疗机构承担传染病防治任务。

3) 报告与信息发布相关问题

问题 8　有哪些情形时,省、自治区、直辖市人民政府在接到报告 1h 内,应向国务院卫生行政主管部门报告?

①发生或者可能发生传染病暴发、流行的。

②发生或者发现不明原因的群体性疾病的。

③发生传染病菌种、毒种丢失的。

④发生或者可能发生重大食物和职业中毒事件的。

问题 9　当突发事件监测机构、医疗卫生机构和有关单位发现突发事件时,应如何报告?

应当在 2h 内向所在地县级人民政府卫生行政主管部门报告。

问题 10　当接到突发事件监测机构、医疗卫生机构和有关单位报告突发事件时,卫生行政主管部门应如何报告?

接到报告的卫生行政主管部门应当在 2h 内向本级人民政府

报告,并同时向上级人民政府卫生行政主管部门和国务院卫生行政主管部门报告。

问题 11 当接到卫生行政主管部门报告突发事件时,县级人民政府应如何报告?

县级人民政府应当在接到报告后2h内向设区的市级人民政府或者上一级人民政府报告。

问题 12 当接到县级人民政府报告突发事件时,设区的市级人民政府应如何报告?

设区的市级人民政府应当在接到报告后2h内向省、自治区、直辖市人民政府报告。

问题 13 接到突发事件监测机构、卫生医疗机构和有关单位发现突发事件情形的报告后,地方人民政府、卫生行政主管部门除了要向上级报告之外,还应该做何处置?

接到报告的地方人民政府、卫生行政主管部门依照本条例规定报告的同时,应当立即组织力量对报告事项调查核实、确证,采取必要的控制措施,并及时报告调查情况。

问题 14 接到突发事件的报告后,各级人民政府该如何通报?

①国务院卫生行政主管部门应当根据发生突发事件的情况,及时向国务院有关部门和各省、自治区、直辖市人民政府卫生行政主管部门,以及军队有关部门通报。

②突发事件发生地的省、自治区、直辖市人民政府卫生行政主管部门,应当及时向毗邻省、自治区、直辖市人民政府卫生行政主管部门通报。

③接到通报的省、自治区、直辖市人民政府卫生行政主管部门,必要时应当及时通知本行政区域内的医疗卫生机构。

④县级以上地方人民政府有关部门,已经发生或者发现可能

引起突发事件的情形时,应当及时向同级人民政府卫生行政主管部门通报。

问题 15　哪些人有权报告突发事件隐患?

任何单位和个人有权向人民政府及其有关部门报告突发事件隐患。

问题 16　哪个部门负责向社会发布突发事件的信息?

国务院卫生行政主管部门负责向社会发布突发事件的信息。必要时,可以授权省、自治区、直辖市人民政府卫生行政主管部门向社会发布本行政区域内突发事件的信息。

4)应急处理相关问题

问题 17　突发事件应急预案的启动实施由什么部门批准?

①在全国范围内或者跨省、自治区、直辖市范围内启动全国突发事件应急预案,由国务院卫生行政主管部门报国务院批准后实施。

②省、自治区、直辖市启动突发事件应急预案,由省、自治区、直辖市人民政府决定,并向国务院报告。

问题 18　突发事件应急处理工作的督察和指导由什么部门负责?

①全国突发事件应急处理指挥部对突发事件应急处理工作进行督察和指导,地方各级人民政府及其有关部门应当予以配合。

②省、自治区、直辖市突发事件应急处理指挥部对本行政区域内突发事件应急处理工作进行督察和指导。

问题 19　突发事件的技术调查、确证、处置、控制和评价工作由什么部门负责?

省级以上人民政府卫生行政主管部门或者其他有关部门指定的突发事件应急处理专业技术机构,负责突发事件的技术调查、确证、处置、控制和评价工作。

问题 20　法定传染病的宣布由什么部门决定?

①国务院卫生行政主管部门对新发现的突发传染病,根据危害程度、流行强度,依照《中华人民共和国传染病防治法》的规定及时宣布为法定传染病。

②宣布为甲类传染病的,由国务院决定。

问题 21　突发事件现场的控制由什么部门实施?

县级以上地方人民政府卫生行政主管部门应当对突发事件现场等采取控制措施。

问题 22　突发事件现场的调查、采样、技术分析和检验由什么部门负责?

国务院卫生行政主管部门或者其他有关部门指定的专业技术机构,有权进入突发事件现场进行调查、采样、技术分析和检验。

问题 23　当交通工具上发现需采取应急控制措施的传染病病人或疑似传染病病人时,应如何处理?

①交通工具上发现根据国务院卫生行政主管部门的规定需要采取应急控制措施的传染病病人、疑似传染病病人,其负责人应当以最快的方式通知前方停靠点,并向交通工具的营运单位报告。

②交通工具的前方停靠点和营运单位应当立即向交通工具营运单位行政主管部门和县级以上地方人民政府卫生行政主管部门报告。

③卫生行政主管部门接到报告后,应当立即组织有关人员采取相应的医学处置措施。

问题 24　交通工具上的传染病病人密切接触者,应如何处理?

交通工具上的传染病病人密切接触者,由交通工具停靠点的县级以上各级人民政府卫生行政主管部门或者铁路、交通、民用航空行政主管部门,根据各自的职责,依照传染病防治法律、行政法规的规定,采取控制措施。

问题 25 医疗机构收治传染病病人、疑似传染病病人时,须向什么部门报告?

医疗机构收治传染病病人、疑似传染病病人,应当依法报告所在地的疾病预防控制机构。

问题 26 对于传染病病人和疑似传染病病人,应采取什么治疗措施?

对传染病病人和疑似传染病病人,应当采取就地隔离、就地观察、就地治疗的措施。

问题 27 为了防止传染病扩散,有关部门、医疗卫生机构应如何做?

有关部门、医疗卫生机构应当对传染病做到早发现、早报告、早隔离、早治疗,切断传播途径,防止扩散。

问题 28 在突发事件中需要接受隔离治疗、医学观察措施的人群,不予配合时,如何处置?

拒绝配合的,由公安机关依法协助强制执行。

5) 法律责任相关问题

问题 29 县级以上地方人民政府及其卫生行政主管部门主要领导人及其卫生行政主管部门主要负责人未依照本条例规定履行报告职责的,该如何处罚?

①县级以上地方人民政府及其卫生行政主管部门未依照本条例的规定履行报告职责,对突发事件隐瞒、缓报、谎报或者授意他人隐瞒、缓报、谎报的,对政府主要领导人及其卫生行政主管部门主要负责人,依法给予降级或者撤职的行政处分。

②造成传染病传播、流行或者对社会公众健康造成其他严重危害后果的,依法给予开除的行政处分。

③构成犯罪的,依法追究刑事责任。

问题 30 国务院有关部门、县级以上地方人民政府及其有关部门未依照本条例的规定,完成突发事件应急处理所需要的设施、设备、药品和医疗器械等物资的生产、供应、运输和储备的,该如何处罚?

①国务院有关部门、县级以上地方人民政府及其有关部门未依照本条例的规定,完成突发事件应急处理所需要的设施、设备、药品和医疗器械等物资的生产、供应、运输和储备的,对政府主要领导人和政府部门主要负责人依法给予降级或者撤职的行政处分。

②造成传染病传播、流行或者对社会公众健康造成其他严重危害后果的,依法给予开除的行政处分。

③构成犯罪的,依法追究刑事责任。

问题 31 县级以上各级人民政府卫生行政主管部门和其他有关部门在什么情况下须责令改正、通报批评、给予警告?

县级以上各级人民政府卫生行政主管部门和其他有关部门在突发事件调查、控制、医疗救治工作中玩忽职守、失职、渎职的,由本级人民政府或者上级人民政府有关部门责令改正、通报批评、给予警告。

问题 32 对县级以上各级人民政府卫生行政主管部门和其他有关部门主要负责人、负有责任的主管人员和其他责任人员拒不履行应急处理职责的,该如何处罚?

①对主要负责人、负有责任的主管人员和其他责任人员依法给予降级、撤职的行政处分。

②造成传染病传播、流行或者对社会公众健康造成其他严重危害后果的,依法给予开除的行政处分。

③构成犯罪的,依法追究刑事责任。

问题 33 县级以上各级人民政府有关部门拒不履行应急处理职责的,该如何处罚?

县级以上各级人民政府有关部门拒不履行应急处理职责的,

由同级人民政府或者上级人民政府有关部门责令改正、通报批评、给予警告。

问题 34 对县级以上各级人民政府有关部门主要负责人、负有责任的主管人员和其他责任人员拒不履行应急处理职责的,该如何处罚?

①对主要负责人、负有责任的主管人员和其他责任人员依法给予降级、撤职的行政处分。

②造成传染病传播、流行或者对社会公众健康造成其他严重危害后果的,依法给予开除的行政处分。

③构成犯罪的,依法追究刑事责任。

问题 35 医疗卫生机构出现哪些未依照本条例履行职责的行为会予以处罚?

①未依照本条例的规定履行报告职责,隐瞒、缓报或者谎报的。

②未依照本条例的规定及时采取控制措施的。

③未依照本条例的规定履行突发事件监测职责的。

④拒绝接诊病人的。

⑤拒不服从突发事件应急处理指挥部调度的。

问题 36 医疗卫生机构未依照本条例规定履行职责,会予以什么处罚?

①医疗卫生机构未依照本条例履行职责行为之一的,由卫生行政主管部门责令改正、通报批评、给予警告。

②情节严重的,吊销《医疗机构执业许可证》。

问题 37 对未依照本条例规定履行职责的医疗卫生机构主要负责人、负有责任的主管人员和其他直接责任人员,会予以什么处罚?

①对主要负责人、负有责任的主管人员和其他直接责任人员

依法给予降级或者撤职的纪律处分。

②造成传染病传播、流行或者对社会公众健康造成其他严重危害后果,构成犯罪的,依法追究刑事责任。

问题 38　突发事件应急处理工作中,哪些情形下会给予有关责任人员依法行政处分或者纪律处分?

在突发事件应急处理工作中,有关单位和个人未依照本条例的规定履行报告职责,隐瞒、缓报或者谎报,阻碍突发事件应急处理工作人员执行职务,拒绝国务院卫生行政主管部门或者其他有关部门指定的专业技术机构进入突发事件现场,或者不配合调查、采样、技术分析和检验的,对有关责任人员依法给予行政处分或者纪律处分。

问题 39　突发事件应急处理工作中,哪些情形下由公安机关予以处罚?

触犯《中华人民共和国治安管理处罚法》,构成违反治安管理行为的,由公安机关依法予以处罚;构成犯罪的,依法追究刑事责任。

问题 40　突发事件应急处理工作中,哪些情形下由公安机关或者工商行政管理部门予以处罚?

在突发事件发生期间,散布谣言、哄抬物价、欺骗消费者,扰乱社会秩序、市场秩序的,由公安机关或者工商行政管理部门依法给予行政处罚;构成犯罪的,依法追究刑事责任。

3.《突发急性传染病预防控制战略》35 问

1) 本战略概述及突发急性传染病的形势相关问题

问题 1　本战略如何定义突发急性传染病?

突发急性传染病是指严重影响社会稳定、对人类健康构成重大威胁,需要对其采取紧急处理措施的鼠疫,以及严重急性呼吸综合征(传染性非典型性肺炎,以下简称"SARS")、人感染高致病性禽流感等新发生的急性传染病和不明原因疾病等。

问题 2 制定本战略的目的是什么?

为做好我国突发急性传染病预防控制工作,保障公众身体健康和生命安全,促进经济发展,维护社会稳定,全面构建社会主义和谐社会。

问题 3 制定本战略的依据是什么?

依据《中华人民共和国传染病防治法》《突发公共卫生事件应急条例》《国家突发公共卫生事件应急预案》,参考世界卫生组织《国际卫生条例》(2005)和《亚太区域突发急性传染病防控战略》。

问题 4 至发布本战略,全球已出现了哪些突发急性传染病流行?

①1918 年的全球流感大流行。

②20 世纪末英国等地暴发牛海绵状脑病(疯牛病)及变异性克-雅病(vCJD)。

③2001 年梅塔肺炎病毒引起较大规模的支气管炎和肺炎流行。

④1998—1999 年东南亚出现尼巴病毒性脑炎。

⑤2003 年新发现的 SARS 疫情。

⑥2003 年以来人感染高致病性禽流感。

⑦埃博拉出血热、马尔堡病毒出血热。

问题 5 2003 年的 SARS 疫情对我国造成了怎样的损失?

我国内地报告 SARS 病例 5 327 例,其中死亡 349 人,病死率达 6.55%。国家统计局测算的经济损失高达 933 亿元人民币,约占 2003 年国内生产总值的 0.8%。

问题 6　突发急性传染病的发生与哪些因素有关？

突发急性传染病的发生与社会经济、自然环境、生活方式等密切相关。

问题 7　目前我国突发急性传染病的防控面临哪些严峻形势？

①气候等自然生态环境变化带来的影响。

②随着经济社会的发展，人口流动日益频繁。

③生态系统失衡，环境质量下降，对人类健康造成危害。

④随着人口的增加和对资源需求的扩大，人类生产和生活范围不断拓展，人与自然界中的宿主动物和媒介生物接触的频率及方式有所改变，一些原本在动物间传播的动物疫病开始向人间传播，导致突发急性传染病的发生。

⑤我国地域辽阔，经济发展不均衡，农村地区生产、生活方式相对落后。

⑥我国民族众多，生活方式不同，饮食习惯各异，部分地区的居民延续着食用野生动物、生食海产品或禽类的习惯。有些地区的居民，将猎捕野生动物作为经济来源，增加了接触野生动物的机会，人畜共患病传播的时间空间被放大。

⑦全球经济一体化和交通工具现代化，致使国家之间和地域之间人员往来、物资流通更加广泛，增加了传染病通过交通工具远距离传播的危险。

⑧随着科学技术的进步，人类对传染病病原体的研究不断深入，甚至可以通过生物技术在实验室合成新的致病微生物。然而，生物安全管理依然存在漏洞，对突发急性传染病的发生和传播构成新的隐患。

⑨尽管人类在防治传染病方面积累了有益经验，掌握了一些有效的科技手段，但对突发急性传染病认知程度仍非常有限，防控和救治的成本昂贵。

2) 防控战略目标相关问题

问题 8 突发急性传染病预防控制的原则是什么?

早期预防、及时预警、快速反应、有效控制。

问题 9 突发急性传染病预防控制的总体目标是什么?

①制定突发急性传染病预防控制中长期策略。

②建立健全我国突发急性传染病应对机制、预案体系。

③坚持早期预防、及时预警、快速反应、有效控制的原则,不断提高应急处置能力。

④防止或减少突发急性传染病的发生及流行。

⑤降低突发急性传染病的危害,保护公众健康和生命安全。

问题 10 突发急性传染病预防控制的具体目标是什么?

①发现和减少突发急性传染病发生的危险因素。

②提高对突发急性传染病暴发的早期预警能力,建立突发急性传染病监测预警体系。县级以上医疗机构、乡镇卫生院、社区卫生服务中心逐步建立症状监测报告系统。

③建立健全有效应对突发急性传染病的应急处置机制。

④建立健全突发急性传染病应急处置预案体系,加强应对突发急性传染病的基础准备。

⑤建立应对突发急性传染病的联防联控机制,加强部门间、地域间及国际社会间的沟通与合作。

⑥搭建中央和省级突发急性传染病科研攻关的技术平台。以病原微生物、预防性疫苗、救治药物和检测方法作为主要方向,开展基础科学和应用技术研究。

⑦培养和储备专门的专业技术人才,设立专项资金予以保障。

⑧建立我国突发急性传染病病原分子分型数据库,科学、有效处置突发急性传染病疫情。

⑨研究我国新发人畜共患传染病的分布、流行规律、感染情况及传播媒介,为防范突发急性传染病提供基础数据。

3）政策措施相关问题

问题 11　**突发急性传染病预防控制工作的政策措施体现在哪些方面？**

①加强对突发急性传染病防控工作的领导。

②建立和完善突发急性传染病应对机制。

③落实各项防控措施，减轻突发急性传染病危害。

④加强突发急性传染病监测预警体系建设，提高早期预警能力。

⑤提高实验室的检测能力，为突发急性传染病诊断提供技术支持。

⑥加强人力资源开发，提高突发急性传染病应急处置能力。

⑦做好应对突发急性传染病的物资和技术储备。

⑧完善相关法律、法规及预案，坚持依法防控突发急性传染病。

⑨根据我国突发急性传染病防治工作的实际需求，开展突发急性传染病的基础科学及应用技术研究。

⑩积极参与国际交流与合作，推动突发急性传染病防控工作的开展。

问题 12　**如何加强对突发急性传染病防控工作的领导？**

各地应将突发急性传染病防控工作纳入卫生发展整体规划，切实加强领导，认真落实《中华人民共和国传染病防治法》和《突发公共卫生事件应急条例》，坚持预防与应急并重、常态与非常态结合，不断完善防控措施。

问题 13　**为加强对突发急性传染病防控工作的领导，各地需要制定哪些政策和措施？**

①制定和实施应对突发急性传染病有关的人员培训、物资储备、重点实验室建设、现场控制、医疗救治等中长期规划。加大应对突发急性传染病等突发公共卫生事件应急处置工作投入。

②制订突发急性传染病医疗救治政策,医疗救治专项经费支持,保障医疗卫生机构及时对患者进行突发急性传染病排查、诊断、治疗,以及密切接触者管理工作。

问题 14 突发急性传染病的预防控制工作需要建立和完善哪些应对机制?

需要建立和完善指挥协调机制、信息沟通机制、部门协作机制。

问题 15 突发急性传染病的预防控制工作中,应建立和完善的指挥协调机制有什么特点?

突发急性传染病应对工作应体现政府领导、专家参与、属地管理、分级负责、专业机构实施、部门配合的指挥协调机制。

问题 16 突发急性传染病的预防控制工作中,指挥协调机制具体体现在哪些方面?

①根据突发公共卫生事件的范围、性质和危害程度,建立分级管理和分级响应机制。

②完善国家突发公共卫生事件应急指挥系统,在国家卫生健康委员会与各省指挥决策骨干网的基础上,扩展与有关部门的横向联络,形成全国突发公共卫生事件应急指挥决策网络,满足应对突发急性传染病疫情时应急指挥的需要。

问题 17 突发急性传染病的预防控制工作中,如何建立和完善分级管理和分级响应机制?

①国家卫生健康委员会和省级卫生行政部门成立突发急性传染病咨询专家组,充分发挥专家的咨询参谋作用,收集突发急性传染病疫情信息,进行风险评估,提出防控对策。

②上级卫生部门应指导下级卫生部门开展流行病学调查、实验室诊断和医疗救治,并配合当地政府做好突发急性传染病的应急处置工作。

问题 18　突发急性传染病的预防控制工作中,卫生部门如何建立和完善信息沟通机制?

卫生部门要以高度的责任感和全球观,与国内相关部门建立信息沟通机制,定期通报国内外疫情、防控工作进展、发展规划等信息,及时获取国境卫生检疫、国外疫情动态等与突发急性传染病防控相关的信息,掌握突发急性传染病的动态。

问题 19　突发急性传染病的预防控制工作中,卫生部门建立和完善的信息沟通机制具体有哪些?

①建立突发急性传染病反馈和共享平台,使突发急性传染病防控工作人员实现信息共享。

②加强疾病预防控制机构对医疗机构的信息反馈,加强实验室诊断结果对临床救治的信息反馈等。

③切实加强机构之间、专业人员之间的沟通与合作,提高突发急性传染病现场风险沟通和管理能力。

④制订应对突发急性传染病疫情的风险沟通计划,营造出社会稳定、公众参与的有利环境,科学有效地防控突发急性传染病。

问题 20　突发急性传染病的预防控制工作中,如何建立并完善部门协作机制?

突发急性传染病多来源于动物或由国外输入,要建立并完善卫生、农业、林业、国境卫生检疫等部门的协调合作机制,共同研究重大突发急性传染病的防控对策,开展突发急性传染病疫情监测,形成联防联控的工作格局。

问题 21　突发急性传染病的预防控制工作中,如何落实各项防控措施,减轻突发急性传染病危害?

①加强健康宣教,提高公众对突发急性传染病的认识和防范能力。大力开展爱国卫生运动,鼓励公众积极配合突发急性传染病的预防控制工作。

②采取疫苗免疫、媒介控制、旅行劝告、检疫通告、隔离等措施控制突发急性传染病疫情。

③加强管理,落实责任,减少医源性感染和实验室感染的发生,以及耐药性致病菌的产生,降低环境因素引起突发急性传染病疫情的风险。

④加强对野生动物的管理。

问题 22 突发急性传染病的预防控制工作中,如何加强对野生动物的管理?

避免公众接触、食用野生动物,降低野生动物源性突发急性传染病传播给人的风险。加强活禽市场管理,规范活禽养殖、免疫、运输、销售行为,减少禽流感病毒感染人的风险。

问题 23 突发急性传染病的预防控制工作中,如何加强突发急性传染病监测预警体系建设,提高早期预警能力?

①完善监测系统。

②发挥医疗机构在疾病监测中的哨点作用,提高医务人员早期发现、报告传染病疫情的意识和能力。

③加强医疗机构传染病疫情信息管理和信息化建设,逐步将医疗机构日常报告信息系统与网络直报系统互通,动态收集分析传染病主要症状信息,及早发现突发急性传染病。

④开展媒介生物和宿主监测,建立生物样品资源库。

⑤提高突发急性传染病早期预警能力。

问题 24 突发急性传染病的预防控制工作中,如何完善监测系统?

在现有传染病监测系统的基础上,开发并建立以突发急性传染病为重点的综合性监测系统,逐步完善对重要临床症候群、不明原因死亡,药品及卫生用品销售、学生缺课、实验室病原学等综合监测,提高对突发急性传染病早期发现和预警能力,不断改进监测手段、提高监测质量。

问题 25 突发急性传染病的预防控制工作中,如何发挥医疗机构在疾病监测中的哨点作用?

医疗机构指定专人负责突发急性传染病及其相关因素的监测工作,制订突发急性传染病发现、报告、转诊、密切接触者管理等制度,加强监督检查,严格落实防控措施。

问题 26 突发急性传染病的预防控制工作中,如何开展媒介生物和宿主监测?

与农业、林业等部门配合,开展动物疾病监测,关注动物的异常发病和死亡,做到突发急性传染病监测哨点前移。

问题 27 突发急性传染病的预防控制工作中,如何提高突发急性传染病早期预警能力?

①综合利用各种监测资料,组织专家进行风险评估,分析疾病发生的规律和特点,及时对突发急性传染病进行预警。

②研究突发急性传染病的早期预警指标体系,制定早期预警技术方法。

③建立国家级、省级、市级三级突发急性传染病预警平台,提高突发急性传染病早期预警能力。

问题 28 突发急性传染病的预防控制工作中,如何加强人力资源开发,提高突发急性传染病应急处置能力?

①建立健全突发急性传染病应急处置人员培训机制,制定培训规划。

②建立突发急性传染病应急处置培训基地。

③适时组织应对突发急性传染病的应急处置模拟演练,检验应急预案和应急反应队伍的实战能力,找出突发急性传染病应急反应的漏洞和薄弱环节,及时查漏补缺。

④广泛开展对医疗机构医务人员有关突发急性传染病的发现、报告、防护、密切接触者管理的全员培训,提高其发现、报告和

处置突发急性传染病的意识和能力。

⑤组建突发急性传染病援外应急处置小组,必要时赴国外学习了解和帮助处置突发急性传染病疫情,同时作为我国应对输入突发急性传染病的技术力量储备。

问题 29 突发急性传染病的预防控制工作中,各级卫生行政部门如何建立健全人员培训机制? 如何制定培训规划?

①建立突发急性传染病专家库,组建应急反应队伍。

②制定突发急性传染病培训计划,组织编写培训教材并提供师资,为各地应急队伍提供支持。

问题 30 突发急性传染病的预防控制工作中,如何建立突发急性传染病应急处置培训基地?

结合疾病控制培训基地的布局,根据突发急性传染病的特点和需要,分区域建立突发急性传染病培训基地,开展突发急性传染病应急处置培训工作。

问题 31 突发急性传染病的预防控制工作中,如何应对突发急性传染病的物资和技术储备?

①建立健全应急物资、生产能力及技术储备机制,完善疫苗及药物、试剂等应急物资的调运机制,明确财政经费保障政策。做好应急物资的储备及供应,用于应对突发急性传染病的暴发流行。

②成立专门的突发急性传染病应急物资储备机构,建立物资储备信息库。

③做好新亚型流感病毒疫苗生产技术和中西药品,以及其他突发急性传染病疫苗和药品储备。

问题 32 突发急性传染病的预防控制工作中,如何完善相关法律、法规及预案,坚持依法防控突发急性传染病?

根据《国家突发公共卫生事件应急预案》,制定、补充相关的突发急性传染病应急处置预案。

问题 33 突发急性传染病的预防控制工作中,需要制定、补充哪些相关的应急处置预案?

①对已经在国外发生并有可能输入我国的突发急性传染病,在借鉴国外的防控经验的基础上,结合我国实际情况,制定我国的应急处置预案。

②根据《中华人民共和国传染病防治法》,对突然发生的不明原因疾病,可以采取甲类传染病的防控措施。借鉴SARS防控经验,对突发急性传染病,根据防控工作的需要,及时建议国务院将其纳入法定传染病管理范畴。

③完善新亚型流感病毒大流行应急预案和SARS应急预案,制定炭疽、脊髓灰质炎暴发流行应急预案和不明原因疾病应急处置方案。

问题 34 突发急性传染病的预防控制工作中,如何根据我国突发急性传染病防治工作的实际需求,开展突发急性传染病的基础科学及应用技术研究?

①从我国突发急性传染病防控工作的实际需要出发,着力解决防控工作中的困难,结合我国当前突发急性传染病研究的进展和现状,进行突发急性传染病应用科学理论和应用性技术以及疫苗和治疗药品等研究。

②重点开展SARS、新亚型禽流感疫苗和人感染禽流感病毒治疗药物,以及突发急性传染病诊断试剂的研究。

问题 35 突发急性传染病的预防控制工作中,如何积极参与国际交流与合作,推动突发急性传染病防控工作的开展?

①认真履行《国际卫生条例》(2005)规定的各项义务,积极加入全球性和地区性突发公共卫生事件和突发急性传染病监测网络和实验室网络,广泛开展国际突发急性传染病合作研究和控制项目,努力提高我国在各种突发急性传染病预防控制方面的技术水平。

②分享我国在突发急性传染病防控方面积累的经验,对需要帮助的国家给予技术支持。通过与世界卫生组织或其他国家的合作,参与其他国家和地区突发急性传染病的研究和调查控制项目。

③加强突发急性传染病防控的双边及多边合作,了解周边国家和地区突发急性传染病的特点和流行趋势,提前做好应对突发急性传染病输入的各项准备工作。

4.《突发急性传染病防治"十三五"规划(2016—2020年)》15问

1)规划基础与面临形势相关问题

问题 1 本规划中如何定义突发急性传染病?

突发急性传染病是指在短时间内突然发生,重症和死亡比例高,早期识别困难,缺乏特异和有效的防治手段,易导致大规模暴发流行、构成突发公共卫生事件,造成或可能造成严重的社会、经济和政治影响,须采取紧急措施应对的传染病。

问题 2 近十余年来,我国突发急性传染病防治体系建设取得了哪些显著成效?

①管理体制初步形成。
②健全了突发急性传染病防治法律法规、预案体系。
③机制建设不断优化。
④基础建设得到强化。
⑤能力水平明显提升。

问题 3 近十余年来,我国突发急性传染病防治体系建设中健全了哪些法律法规和预案?

修订《中华人民共和国传染病防治法》,制订《突发公共卫生事件应急条例》《国家突发公共卫生事件应急预案》《国家流感大流行应急预案》等一系列法律法规和预案。

问题 4　**我国突发急性传染病防治体系建立了什么管理体制?**

建立了分级负责、属地为主的管理体制。

问题 5　**我国目前突发急性传染病防治体系,在哪些方面亟需加强?**

①突发急性传染病源头控制、社会参与等早期预防措施,以及疫情监测、预警和早期发现技术水平有待继续提高。

②卫生应急指挥决策信息化水平亟待大幅提升。

③突发急性传染病应急检测和应急队伍,尤其是基层快速反应能力有待加强。

④突发急性传染病现场处置、病例安全转运和定点医疗救治尚需整体性、系统性提升。

⑤专业人才培养和学科建设亟须加快推进。

2) 指导思想、基本原则和规划目标相关问题

问题 6　**我国目前突发急性传染病防治体系建设的指导思想是什么?**

全面贯彻落实党的十八大和十八届三中、四中、五中全会精神,以马克思列宁主义、毛泽东思想、邓小平理论、"三个代表"重要思想、科学发展观为指导,深入贯彻习近平总书记系列重要讲话精神。

坚持"四个全面"的战略布局,牢固树立和贯彻落实创新、协调、绿色、开放、共享的发展理念,坚持以人为本,树立底线思维,从国家安全战略高度出发,以保护人民群众生命健康安全为根本,以提高突发急性传染病防治能力与水平为重点,强化联防联控,着力弥补薄弱环节,解决突出问题,加快构建更为科学高效、更具可持续性的突发急性传染病防治体系。

问题 7　**我国目前突发急性传染病防治体系建设的基本原则是什么?**

①政府负责、联防联控。

②关口前移,预防预警。

③快速反应,有效救治。

④夯实基础,突出重点。

问题 8　我国目前突发急性传染病防治体系建设的规划目标主要有哪些指标?

①全国居民突发急性传染病防治素养水平达 30% 以上。

②完善卫生应急平台体系建设。地市级以上卫生计生行政部门应急指挥中心升级改造完成率达 95% 以上,省级以上疾病预防控制中心应急作业中心建成率达 95% 以上。

③完善院前急救机构应急平台建设。95% 以上的地市级院前急救机构系统与卫生计生行政部门应急指挥中心实现信息驳接。

④强化卫生应急队伍信息平台建设。100% 的地市级以上卫生应急队伍信息平台与卫生计生行政部门应急指挥中心实现信息驳接。

⑤建设媒体监测与情报收集系统,以及国家级和省级突发急性传染病风险评估与早期预警平台,及时发现具有潜在公共卫生意义的信息,并迅速评估、及时预警。

⑥在全国航空口岸城市 90% 以上的三级综合性医院和传染病医院,开展突发急性传染病症候群监测。

⑦继续推动突发急性传染病防控队伍建设。省级突发急性传染病防控队伍建设覆盖率达 90% 以上;地市级突发急性传染病快速反应小分队建设覆盖率达 80% 以上。

⑧提升国家级实验室对未知病原体筛查和已知病原体的快速检测能力。90% 以上省级实验室实现 48h 内对至少 60 种已知突发急性传染病病原的快速排查;90% 以上地市级实验室具备 48h 内完成人感染禽流感、中东呼吸综合征、严重急性呼吸综合征和鼠疫等重点病原体的检测;85% 以上县级疾控机构具备规范采集突发急性传染病检测样本的能力。

⑨突发急性传染病现场规范处置率达 95% 以上;大力提升病例安全、规范转运能力。

⑩省级和地市级突发急性传染病医疗救治定点医院覆盖率达 90% 以上。

⑪ 有动物鼠疫流行风险的疫源县监测工作覆盖率达 95% 以上；全国鼠疫监测县实验室标准化建设达标率达 90% 以上。

⑫ 完善突发急性传染病防治相关预案，加强医疗卫生机构应对突发急性传染病应急管理体制建设，健全完善多部门联防联控工作机制。

3）主要任务和措施相关问题

问题 9　我国突发急性传染病防治体系建设主要有哪些措施？

①强化预防预警措施。
②提升快速反应能力。
③确保事件有效处置。
④夯实防治工作基础。

问题 10　我国突发急性传染病防治体系建设措施中，"强化预防预警措施"主要体现在哪几个方面？

①加强传染源管理。
②切断传播途径。
③保护易感人群。
④改进监测、评估和预警。

问题 11　我国突发急性传染病防治体系建设措施中，"提升快速反应能力"主要体现在哪几个方面？

①完善突发急性传染病报告制度。
②整合提高应急指挥效力。
③完善防控队伍建设。
④推广实验室快速检测。

问题 12　卫生应急平台体系建设重点体现在哪几个方面？

①升级改造国家级、省级、地市级卫生应急指挥中心，推动县

级卫生应急指挥终端建设。

②推动国家级和省级疾病预防控制机构的应急作业中心建设,为突发急性传染病及时发现、报告、预警等提供技术信息平台支撑。

③在各航空口岸城市的三级综合性医院和传染病医院建设医院应急管理作业平台,开展突发急性传染病症候群监测,提升医疗机构早期发现能力。

④支持各省份开展省级院前急救机构应急平台建设,接入地市级院前急救机构系统信息,实现相关病例安全转运的有效调度和全过程监管。

⑤为国家级、省级、地市级卫生应急队伍配置移动单兵信息传输装备,满足队伍在应急处置现场的数据采集和传输、应急指令接收与反馈等需要,提升突发急性传染病现场处置效率。

⑥在国家级和省级开发部署媒体监测和情报收集、分析系统,收集、分析突发急性传染病相关的最新疫情信息和舆情形势,及时核实并有效应对。

问题 13　我国目前突发急性传染病防治体系建设措施中,"确保事件有效处置" 主要体现在哪几个方面?

①加强和规范现场处置。
②保障安全转运。
③提升医疗救治。
④强化重点环节管理,严防疫情传播。
⑤加强鼠疫防控。

问题 14　我国目前突发急性传染病防治体系建设措施中,"夯实防治工作基础" 主要体现在哪几个方面?

①推进卫生应急人才培养。
②加强应急培训演练。
③完善物资储备机制。
④支持科研攻关。

⑤强化国际合作。

4）政策和保障相关问题

问题 15 我国目前突发急性传染病防治体系建设有何政策保障措施?

①强化政府领导,明确责任分工。

②加强联防联控,深化工作机制。

③增加财政投入,提升防治实力。

④完善法律法规,推进规范建设。

⑤实施项目管理,注重考核评估。

5.《医疗机构内新型冠状病毒感染预防与控制技术指南（第一版)》20 问

1）指南的基本要求相关问题

问题 1 该指南的基本要求有哪些?

①制定应急预案和工作流程。

②开展全员培训。

③做好医务人员防护。

④关注医务人员健康。

⑤加强感染监测。

⑥做好清洁消毒管理。

⑦加强患者就诊管理。

⑧加强患者教育。

⑨加强感染暴发管理。

⑩加强医疗废物管理。

问题 2 开展全员培训的目标是什么?

全员培训的目标是做到早发现、早报告、早隔离、早诊断、早治疗、早控制。

问题3 **重点培训对象是哪些部门的医护人员？**

重点培训对象为发热门诊、内科门诊、儿科门诊、急诊、重症监护室和呼吸病房的医务人员。

问题4 **在医护人员防护方面，感染防控的关键是什么？**

正确选择和佩戴口罩、手卫生是感染防控的关键措施。

问题5 **发现疑似或确诊新型冠状病毒肺炎患者时，应该如何处理？**

应当按照有关要求及时报告，并在2h内上报信息，做好相应处置工作。

问题6 **清洁消毒管理的范围是什么？**

包括诊疗环境(空气、物体表面、地面等)、医疗器械、患者用物、患者呼吸道分泌物、排泄物、呕吐物。

问题7 **就诊患者的管理中，发现疑似或确诊感染新型冠状病毒的患者时，应该采取什么措施？**

依法采取隔离或者控制传播措施，并按照规定对患者的陪同人员和其他密切接触人员采取医学观察及其他必要的预防措施。不具备救治能力的，及时将患者转诊到具备救治能力的医疗机构诊疗。

问题8 **医疗机构在加强患者管理时，应该指导患者及其陪同人员做什么？**

应当积极开展就诊患者及其陪同人员的教育，使其了解新型冠状病毒的防护知识，指导其正确洗手、咳嗽礼仪、医学观察和居家隔离等。

问题 9 在加强感染暴发管理时,一旦发生新型冠状病毒感染疑似暴发或暴发后,医疗机构应该如何处理?

医疗机构必须按照规定及时报告,并依据相关标准和流程,启动应急预案,配合做好调查处置工作。

2)重点部门管理的相关问题

问题 10 发热门诊建筑布局和工作流程应当符合什么要求?对于留观室或抢救室如使用机械通风,有什么要求? 发热门诊出入口应当设有什么措施?

①建筑布局和工作流程应当符合《医院隔离技术规范》等有关要求。

②留观室或抢救室如使用机械通风应当控制气流方向,由清洁侧流向污染侧。

③发热门诊出入口应当设有速干手消毒剂等手卫生设施。

问题 11 医务人员开展诊疗工作应当执行的标准预防措施包括哪些内容?

要正确佩戴医用外科口罩或医用防护口罩,戴口罩前和摘口罩后应当进行洗手或手卫生消毒。进出发热门诊和留观病房,严格按照《医务人员穿脱防护用品的流程》要求,正确穿脱防护用品。

问题 12 医务人员按照诊疗规范进行患者筛查时,对疑似或确诊患者应该如何处理?

立即采取隔离措施并及时报告,患者转出后按《医疗机构消毒技术规范》进行终末处理。医疗机构应当指导患者及陪同人员正确佩戴口罩。

问题 13 急诊门诊管理的要点有哪些?

①落实预检分诊制度,引导发热患者至发热门诊就诊,制定并

完善重症患者的转出、救治应急预案并严格执行。

②合理设置隔离区域,满足疑似或确诊患者就地隔离和救治的需要。

③医务人员严格执行预防措施,做好个人防护和诊疗环境的管理。

④实施急诊气管插管等感染性职业暴露风险较高的诊疗措施时,应当按照接治确诊患者的要求采取预防措施。

⑤诊疗区域应当保持良好的通风并定时清洁消毒;采取设置等候区等有效措施,避免人群聚集。

问题14 **普通病区(房)设置应急隔离病室的目的及要求是什么?**

目的:用于疑似或确诊患者的隔离与救治

要求:建立相关工作制度及流程,备有充足的应对急性呼吸道传染病的消毒和防护用品。

问题15 **对于普通病区(房)内发现疑似或确诊患者时要如何处置?**

①启动相关应急预案和工作流程,按规范要求实施及时有效隔离、救治和转诊。

②疑似或确诊患者宜专人诊疗与护理,限制无关医务人员的出入,原则上不探视;有条件的可以安置在负压病房。

③不具备救治条件的非定点医院,应当及时转到有隔离和救治能力的定点医院。等候转诊期间对患者采取有效的隔离和救治措施。

④患者转出后按《医疗机构消毒技术规范》对其接触环境进行终末处理。

问题16 **如何管理收治疑似或确诊新型冠状病毒肺炎患者的病区(房)?**

①建筑布局和工作流程应当符合《医院隔离技术规范》等有关要求,并配备符合要求、数量合适的医务人员防护用品。设置负压

病区(房)的医疗机构应当按相关要求实施规范管理。

②对疑似或确诊患者应当及时采取隔离措施,疑似患者和确诊患者应当分开安置;疑似患者进行单间隔离,经病原学确诊的患者可以同室安置。

③在实施标准预防的基础上,采取接触隔离、飞沫隔离和空气隔离等措施。

④重症患者应当收治在重症监护病房或者具备监护和抢救条件的病室,收治重症患者的监护病房或者具备监护和抢救条件的病室不得收治其他患者。

⑤严格探视制度,原则上不设陪护。若患者病情危重等特殊情况必须探视的,探视者必须严格按照规定做好个人防护。

⑥按照《医院空气净化管理规范》规定,进行空气净化。

问题 17　**对于收治疑似或确诊新型冠状病毒肺炎患者的病区(房)具体隔离措施包括哪些?**

①进出隔离病房,应当严格执行《医院隔离技术规范》《医务人员穿脱防护用品的流程》,正确实施手卫生及穿脱防护用品。

②应当制定医务人员穿脱防护用品的流程;制作流程图和配置穿衣镜。配备熟练感染防控技术的人员督导医务人员防护用品的穿脱,防止污染。

③用于诊疗疑似或确诊患者的听诊器、体温计、血压计等医疗器具及护理物品应当专人专用。若条件有限,不能保障医疗器具专人专用时,每次使用后应当进行规范的清洁和消毒。

3)医务人员防护相关问题

问题 18　**医务人员应当如何防护?**

①医疗机构和医务人员应当强化标准预防措施的落实,做好诊区、病区(房)的通风管理,严格落实《医务人员手卫生规范》要求,佩戴医用外科口罩／医用防护口罩,必要时戴乳胶手套。

②采取飞沫隔离、接触隔离和空气隔离防护措施。

③医务人员使用的防护用品应当符合国家有关标准。

④医用外科口罩、医用防护口罩、护目镜、隔离衣等防护用品被患者血液、体液、分泌物等污染时应当及时更换。

⑤正确使用防护用品,戴手套前应当洗手,脱去手套或隔离服后应当立即流动水洗手。

⑥严格执行锐器伤防范措施。

⑦每位患者用后的医疗器械、器具应当按照《医疗机构消毒技术规范》要求进行清洁与消毒。

问题 19 **医务人员在采取飞沫隔离、接触隔离和空气隔离防护措施时,不同情形下的防护措施有哪些?**

①接触患者的血液、体液、分泌物、排泄物、呕吐物及污染物品时:戴清洁手套,脱手套后洗手。

②可能受到患者血液、体液、分泌物等喷溅时:戴医用防护口罩、护目镜、穿防渗隔离衣。

③为疑似患者或确诊患者实施可能产生气溶胶的操作(如气管插管、无创通气、气管切开、心肺复苏、插管前手动通气和支气管镜检查等)时:采取空气隔离措施;佩戴医用防护口罩,并进行密闭性能检测;眼部防护(如护目镜或面罩);穿防体液渗入的长袖隔离衣,戴手套;操作应当在通风良好的房间内进行;房间中人数限制在患者所需护理和支持的最低数量。

4) 患者管理的相关问题

问题 20 **如何加强患者管理?**

①对疑似或确诊患者及时进行隔离,并按照指定规范路线由专人引导进入隔离区。

②患者进入病区前更换患者服,个人物品及换下的衣服集中消毒处理后,存放于指定地点由医疗机构统一保管。

③指导患者正确选择、佩戴口罩,正确实施咳嗽礼仪和手卫生。

④加强对患者探视或陪护人员的管理。

⑤对被隔离的患者,原则上其活动限制在隔离病房内,减少患

者的移动和转换病房,若确需离开隔离病房或隔离区域时,应当采取相应措施如佩戴医用外科口罩,防止患者对其他患者和环境造成污染。

⑥疑似或确诊患者出院、转院时,应当更换干净衣服后方可离开,按《医疗机构消毒技术规范》对其接触环境进行终末消毒。

⑦疑似或确诊患者死亡的,对尸体应当及时进行处理。患者住院期间使用的个人物品经消毒后方可随患者或家属带回家。

6.《新型冠状病毒肺炎防控方案(第五版)》178 问

1)《新型冠状病毒肺炎防控方案(第五版)》相关问题

问题 1　目前新型冠状病毒肺炎被纳入哪类传染病?

新型冠状病毒肺炎纳入乙类法定传染病甲类管理。

问题 2　发布《新型冠状病毒肺炎防控方案(第五版)》的目的是什么?

及时发现和报告新型冠状病毒肺炎病例,了解疾病特征与暴露史,规范密切接触者管理,指导公众和特定人群做好个人防护,严格特定场所消毒,精准科学、分类指导,有效遏制疫情扩散,减少新型冠状病毒感染对公众健康造成的危害。

2)防控措施相关问题

问题 3　防控措施主要包括哪些?

①健全防控机制,加强组织领导。
②科学划分疫情风险等级,分区、分级精准防控。
③病例与突发公共卫生事件的发现与报告。
④流行病学调查。
⑤标本采集与检测。
⑥病例救治及院内感染预防控制。
⑦密切接触者的追踪和管理。
⑧加强重点场所、机构、人群的防控工作。

⑨及时做好特定场所的消毒。

⑩宣传教育与风险沟通。

⑪加强专业人员培训和相关调查研究。

问题 4 **各级卫生健康行政部门在疫情防控中主要负责什么工作?**

各级卫生健康行政部门在本级政府领导下,加强对本地疫情防控工作的指导,组建防控技术专家组,组织有关部门制订并完善相关工作和技术方案等,规范开展新型冠状病毒肺炎防控工作。强化联防联控,加强部门间信息互通和措施互动,定期会商研判疫情发展趋势,商定防控政策。负责疫情控制的总体指导工作,落实防控资金和物资。

问题 5 **各级防控技术专家组应按照什么工作原则开展疫情防控的相关工作?**

预防为主、防治结合、科学指导、及时救治。

问题 6 **各级疾控机构在疫情防控中主要负责什么工作?**

各级疾控机构负责开展监测工作的组织、协调、督导和评估,进行监测资料的收集、分析、上报和反馈;开展现场调查、实验室检测和专业技术培训;开展对公众的健康教育与风险沟通,指导做好公众和特定人群的个人防护,指导开展特定场所的消毒。

问题 7 **各级各类医疗机构在疾病防控中主要负责什么工作?**

各级各类医疗机构负责病例的发现与报告、隔离、诊断、救治和临床管理,开展标本采集工作,并对本机构的医务人员开展培训,做好院内感染的防控。

3)科学划分疫情风险等级、分区分级精准防控相关问题

问题 8 **实施分区分级精准防控的依据是什么?**

根据《中华人民共和国传染病防治法》《突发公共卫生事件应急条例》等法律法规,实施分区分级精准防控。

问题 9　如何实施分区分级精准防控?

以县(区)为单位,依据人口、发病情况综合研判,科学划分疫情风险等级,明确分级分类的防控策略。

问题 10　分区分级精准防控方案中有哪些分区?

低风险、中风险、高风险地区。

问题 11　对于低风险地区,实施什么防控策略?

低风险地区实施"外防输入"策略。具体措施为:加强疫情严重地区及高风险地区流入人员的跟踪管理,做好健康监测和服务。医疗机构加强发热门诊病例监测、发现、报告,疾控机构及时开展流行病学调查和密切接触者追踪管理。督促指导城乡社区、机关、企事业单位等严格落实社区防控措施,做好环境卫生整治,公众防病知识和防护技能普及等工作。

问题 12　对于中风险地区,实施什么防控策略?

中风险地区实施"外防输入、内防扩散"策略。具体措施为:在采取低风险地区各项措施的基础上,做好医疗救治、疾病防控相关人员、物资、场所等方面的准备,对病例密切接触者进行隔离医学观察和管理。以学校班级、楼房单元、工厂工作间、工作场所办公室等为最小单位,以病例发现、流行病学调查和疫情分析为线索,合理确定防控管理的场所和人员,实施针对性防控措施。无确诊病例的乡镇、街道、社区可参照低风险地区采取防控措施。

问题 13　对于高风险地区,实施什么防控策略?

高风险地区实施"内防扩散、外防输出、严格管控"策略。具体措施为:在采取中风险地区各项措施的基础上,停止聚集性活动,依法按程序审批后可实行区域交通管控。以县域为单位,全面排查发热病人,及时收治和管理疑似病例、确诊病例和无症状感染者,对密切接触者实行隔离医学观察。对发生社区传播或聚集性疫情的城市居民小区(农村自然村)的相关场所进行消毒,采取限制人员聚集、进出等管控措施。

问题 14 对于疫情风险等级,如何进行调整?

动态开展分析研判,及时调整风险等级,在病例数保持稳定下降、疫情扩散风险得到有效管控后,及时分地区降低应急响应级别或终止应急响应。

4) 病例和突发公共卫生事件的发现与报告相关问题

问题 15 在新型冠状病毒肺炎监测和日常诊疗过程中,对于不明原因发热或干咳、气促等症状的病例,应注意询问哪些问题?

应注意询问发病前 14 天内有无武汉市及周边地区,或其他有病例报告社区的旅行史或居住史,是否曾接触过以上地区或社区的发热或有呼吸道症状的病人,有无聚集性发病或与新型冠状病毒感染者的接触史。

问题 16 哪些人群是重点风险筛查人群,需要由专业机构采样检测?

近 14 天内有武汉市及周边地区,或其他有病例报告社区的旅行史或居住史,并且出现呼吸道症状、发热、畏寒、乏力、腹泻、结膜充血等症状者。

问题 17 哪些病例需要进行上报?

新型冠状病毒肺炎疑似病例、确诊病例和无症状感染者。

问题 18 具备网络直报条件的医疗机构应如何上报病例?

应立即进行网络直报。

问题 19 不具备网络直报条件的医疗机构应如何上报病例?

应立即向当地县(区)级疾控机构报告,并于 2h 内寄送出传染病报告卡,县(区)级疾控机构在接到报告后立即进行网络直报,并做好后续信息的订正。

问题 20　具备网络直报条件的医疗机构或疾控机构应如何进行信息订正?

负责病例网络直报的医疗机构或疾控机构,应按照《新型冠状病毒肺炎病例监测方案》要求,根据实验室检测结果、病情进展及时对病例分类、临床严重程度等信息进行订正。

问题 21　哪些事件可称为突发公共卫生事件?

各县(区)首例新型冠状病毒肺炎确诊病例,以及符合《新型冠状病毒肺炎病例监测方案》中聚集性疫情。

问题 22　突发公共卫生事件的发现与报告流程是什么?

辖区疾控中心应在 2h 内通过突发公共卫生事件报告管理信息系统进行网络直报,事件严重级别可先选择"未分级"。卫生健康行政部门根据事件调查及后续进展,依据风险评估结果对事件定级后,可对事件级别进行相应调整。

5) 流行病学调查相关问题

问题 23　县(区)级疾控机构接到辖区内医疗机构或医务人员关于疫情报告后,需在多长时间内完成流行病学调查?

应在 24h 内完成流行病学调查。

问题 24　县(区)级疾病预防控制机构完成确诊病例和无症状感染者的个案调查后,应如何上报?

应于 2h 内将个案调查表通过传染病网络报告信息系统进行上报,同时将流行病学调查分析报告报送本级卫生健康行政部门和上级疾控机构。

6）标本采集与检测相关问题

> **问题 25** 收治病例的医疗机构需要采集的临床标本有哪些?

需要采集的临床标本包括上呼吸道标本(如鼻咽拭子、咽拭子等)、下呼吸道标本(如深咳痰液、肺泡灌洗液、支气管灌洗液、呼吸道吸取物等)、粪便/肛拭子标本、抗凝血和血清标本等。

> **问题 26** 采集临床标本时有哪些注意事项?

应尽量采集病例发病早期的呼吸道标本,留取痰液,实施气管插管时采集下呼吸道分泌物,标本采集后尽快送检。

> **问题 27** 采集临床标本后应如何处置?

①收治病例的医疗机构要及时采集病例相关临床标本,尽快将标本送至当地指定的疾控机构或医疗机构或第三方检测机构实验室进行相关病原检测。

②承担检测工作的机构,切实加强生物安全防护,严格按照实验室生物安全规定开展检测工作。

③标本采集、运送、存储和检测暂按二类高致病性病原微生物管理,按照《病原微生物实验室生物安全管理条例》及《可感染人类的高致病性病原微生物菌(毒)种或样本运输管理规定》(中华人民共和国卫生部令第 45 号)及其他相关要求执行。

7）病例救治及院内感染预防控制相关问题

> **问题 28** 哪些地点可以收治病例?

需将病例收治在指定医疗机构。

> **问题 29** 对于承担新型冠状病毒肺炎病例救治的指定医疗机构应如何开展工作?

医疗机构应按照《医疗机构内新型冠状病毒感染预防与控制技术指南(第一版)》的要求,重视和加强隔离、消毒和防护工作,全面落实防止院内感染的各项措施,做好预检分诊工作,做好发热门诊、急诊，及其他所有普通病区（房）的院内感染控制管理。

问题 30 对于各类病人如何隔离收治？

①对疑似病例和确诊病例，应在具备有效隔离条件和防护条件的定点医疗机构隔离治疗，疑似病例应单人单间隔离治疗，符合《新型冠状病毒肺炎诊疗方案（试行第七版）》（国卫办医函〔2020〕184 号）的相关标准要求后，可解除隔离和出院。

②无症状感染者应集中隔离 14 天，原则上连续两次标本核酸检测阴性（采样时间至少间隔 1 天）后可解除隔离。

问题 31 对于承担新型冠状病毒肺炎病例救治的指定医疗机构应做好哪些保障工作？

应做好医疗救治所需的人员、药品、设施、设备、防护用品等保障工作。

问题 32 对于承担新型冠状病毒肺炎病例救治的指定医疗机构，应按照哪些文件规定做好消毒？

医疗机构应严格按照《医疗机构消毒技术规范》，做好医疗器械、污染物品、物体表面、地面等的清洁与消毒；按照《医院空气净化管理规范》的要求进行空气消毒。

问题 33 对于承担新型冠状病毒肺炎病例救治的指定医疗机构应按照哪些文件规定做好医疗废物处置和管理？

在诊疗新型冠状病毒肺炎病人过程中产生的医疗废物，应根据《医疗废物管理条例》和《医疗卫生机构医疗废物管理办法》的有关规定进行处置和管理。

8）密切接触者的追踪和管理相关问题

问题 34 由什么部门来组织实施密切接触者的追踪和管理？

县（区）级卫生健康行政部门会同相关部门组织实施密切接触者的追踪和管理。

问题35　对于密切接触者应如何管理?

①实行集中隔离医学观察,不具备条件的地区可采取居家隔离医学观察。

②每日至少进行2次体温测定,并询问是否出现急性呼吸道症状或其他相关症状及病情进展。

③密切接触者医学观察期为与病例或无症状感染者末次接触后14天。

9) 加强重点场所、机构、人群的防控工作相关问题

问题36　重点防控的场所、机构、人群有哪些?

车站、机场、码头、商场、公共卫生间等公众场所和汽车、火车、飞机等密闭交通工具;复工妇产企业员工、返岗复工农民工;学校、托幼机构、养老机构、残障人员福利机构及监管场所等。

问题37　如何对重点场所开展防控工作?

强化多部门联防联控工作机制,最大程度减少公众聚集性活动,因地制宜落实公众聚集场所和密闭交通工具的通风、消毒、测体温等措施。

问题38　复工复产的企业如何开展防控工作?

企业复工复产后,指导企业组织员工有序返岗,做好通风、消毒、体温检测等防控工作,为员工配备必要的个人防护用品,采取分区作业、分散就餐等方式,有效减少人员聚集。

问题39　返岗复工的农民工如何开展防控工作?

指导做好农民工的健康教育和返岗复工前体温检测工作,发现异常情况,及时报告处置,加强排查识别,阻断风险人员外出。

问题40　复课复园的学校、托幼机构如何开展防控工作?

学校、托幼机构复课复园后,指导做好返校师生的健康提示和

健康管理,督促落实入学入托晨(午)检和因病缺课(勤)病因追查与登记等防控措施。接到疫情报告后,及时开展流行病学调查及疫情处置,指导做好区域消毒等工作。

问题41 养老机构、残障人员福利机构及监管场所等特殊机构如何开展防控工作?

指导养老机构、残障人员福利机构及监管场所等特殊机构进一步规范出入人员管理,严格通风、日常清洁、消毒等卫生措施,加强个人防护,健康监测与管理,做好失能、半失能人群日常管理等工作。

10)及时做好特定场所消毒相关问题

问题42 如何对病例和无症状感染者居住过的场所进行消毒?

及时做好病例和无症状感染者居住过的场所,如病家、医疗机构隔离病房、转运工具以及医学观察场所等特定场所的消毒工作,必要时应及时对物体表面、空气和手等消毒效果进行评价。

11)宣传教育与风险沟通相关问题

问题43 如何对公众进行宣传教育?

积极开展舆情监测,普及疫情防控知识,开展群防群控,及时向公众解疑释惑,回应社会关切,做好疫情防控风险沟通工作。

问题44 如何与公众进行风险沟通?

①要加强重点人群、重点场所及大型人群聚集活动的健康教育和风险沟通工作,特别是通过多种途径做好公众和特定人群个人防护的指导,减少人群中可能的接触或暴露。

②在疫情发展不同阶段,通过对社会公众心理变化及关键信息的分析,及时调整健康教育策略,及时组织相应的科普宣传。做好返校师生和返岗人员的健康提示和健康管理。

12）加强专业人员培训和调查研究相关问题

问题 45　医疗卫生机构专业人员应开展哪些方面的培训？

①对医疗卫生等相关机构的专业人员开展新型冠状病毒肺炎病例监测、流行病学调查、标本采集与检测、医疗救治与院内感染防控、个人防护等内容的培训。

②根据防控工作需要，有条件的医疗卫生机构可开展有关疾病传播特点、临床特征、策略评估等相关调查研究，为优化防控策略提供科学证据。

附件 1　《新型冠状病毒肺炎病例监测方案》

1）本方案概述相关问题

问题 46　制定本方案的目的是什么？

①及时发现和报告新型冠状病毒肺炎病例、感染者和聚集性病例。

②掌握全国新型冠状病毒感染疫情的特点，及时研判疫情发生发展趋势。

问题 47　如何判定为新型冠状病毒肺炎无症状感染者？

无临床症状，呼吸道等标本新型冠状病毒病原学检测阳性者。

问题 48　如何发现新型冠状病毒肺炎无症状感染者？

主要通过聚集性疫情调查和传染源追踪调查等途径发现。

问题 49　聚集性疫情是指什么？

聚集性疫情是指 14 天内在小范围（如一个家庭、一个工地、一个单位等）发现 2 例及以上的确诊病例或无症状感染者，且存在因密切接触导致的人际传播的可能性，或因共同暴露而感染的可能性。

2) 本方案工作内容相关问题

问题50　《新型冠状病毒肺炎病例监测方案》的工作内容有哪些？

工作内容包括病例发现、病例报告、事件的发现与报告、流行病学调查、标本采集和实验室检测、聚集性病例实验室检测结果复核要求。

问题51　对于各级各类医疗机构如何发现病例？

各级各类医疗机构应提高对新型冠状病毒肺炎病例的诊断和报告意识，对于不明原因发热或干咳、气促等症状的病例，应注意询问发病前14天内有无武汉市及周边地区，或其他有病例报告社区的旅行史或居住史，是否曾接触过以上地区或社区的发热或有呼吸道症状的病人，有无聚集性发病或与新型冠状病毒感染者的接触史。

问题52　基层相关组织需对哪些重点风险人群筛查？

基层相关组织应将近14天内有武汉市及周边地区，或其他有病例报告社区的旅行史或居住史，并且出现呼吸道症状、发热、畏寒、乏力、腹泻、结膜充血等症状者，作为重点风险人群筛查，由专业机构采样检测。

问题53　传染病报告卡中填写病例现住址有何要求？

传染病报告卡中病例现住址应填写病例发病时的居住地，细化至村、组及社区、门牌号等可随访到病例的详细信息。

问题54　在网络直报填写时有何要求？

①在网络直报病种中选择"新型冠状病毒肺炎"，并在"病例分类"中分别选择"疑似病例""确诊病例""阳性检测"进行报告。
②疑似病例、确诊病例的"临床严重程度"分类根据《新型冠状病毒感染的肺炎诊疗方案（试行第六版）》在网络直报系统的分

类中选择"轻型""普通型""重型"或"危重型"进行报告。

③阳性检测特指无症状感染者,在"临床严重程度"中对应"无症状感染者"。

④上报的"疑似病例"、已上报的"临床诊断病例(仅限湖北省)"根据实验室检测结果,及时订正为"确诊病例"或及时排除。

⑤上报的"无症状感染者"如出现临床表现,及时订正为"确诊病例"。

⑥对所有病例,在"临床严重程度"中,根据疾病进展及时进行订正,以病例最严重的状态为其最终状态。

⑦填报"无症状感染者"时,其"发病日期"为"阳性标本采集时间","诊断日期"为"阳性检出时间"。

⑧如"无症状感染者"订正为"确诊病例",其"发病日期"为临床症状出现的时间。

问题 55 **对于聚集性病例应如何进行实验室检测结果复核?**

对于各地区新型冠状病毒肺炎 5 例及以上的聚集性病例的原始标本应送至中国疾病预防控制中心进行复核确认。

附件 2 《新型冠状病毒肺炎病例流行病学调查方案》

问题 56 **对新型冠状病毒病例进行流行病学调查的目的是什么?**

①调查病例的发病和就诊情况、临床特征、危险因素和暴露史。
②发现和管理密切接触者。

问题 57 **新型冠状病毒肺炎病例流行病学调查对象有哪些?**

新型冠状病毒肺炎疑似病例、确诊病例和无症状感染者,以及聚集性疫情。

问题 58 **新型冠状肺炎病例流行病学调查内容有哪些?**

个案调查、聚集性疫情调查。

问题 59　县（区）级疾控机构接到报告后，如何完成流行病学调查？

可通过查阅资料，询问病例、知情人和接诊医生等方式开展流行病学调查。如果病例的病情允许，则调查时应先调查病例本人，再对其诊治医生、家属和知情者进行调查。

问题 60　疑似病例的流行病学调查内容有哪些？

基本信息和密切接触者，仅填写个案调查表中身份证号、姓名、性别等信息，以及《新型冠状病毒肺炎病例密切接触者管理方案》中的新型冠状病毒肺炎病例密切接触者登记表。

问题 61　确诊病例和无症状感染者流行病学调查内容有哪些？

包括确诊病例和无症状感染者的基本信息、发病与就诊、危险因素与暴露史、实验室检测、密切接触者等（附表）。密切接触者判定和管理按照《新型冠状病毒肺炎病例密切接触者管理方案》执行。

问题 62　聚集性疫情除完成基本流行病学信息调查外，还应重点调查什么？

应重点调查病例间的流行病学联系，分析传播链，聚集性疫情调查结果按照《国家突发公共卫生事件相关信息报告管理工作规范（试行）》的要求，填报事件的基本信息、初次、进展和结案报告。调查与分析方法参见中国疾病预防控制中心官方网站《新型冠状病毒肺炎聚集性疫情流行病学调查指南（试行第一版）》，并将聚集性疫情病例关键信息附在结案报告中。

问题 63　新型冠状病毒肺炎病例的流行病学调查由什么机构开展？

按照"属地化管理"原则，由病例就诊医疗机构所在的县（市、区）级卫生健康行政部门组织疾病预防控制机构开展新型冠状病毒肺炎病例的流行病学调查。

问题 64　对于聚集性疫情的流行病学调查应如何开展?

调查单位应迅速成立现场调查组,根据制定的调查计划,明确调查目的,确定调查组人员组成和各自的职责与分工。调查期间,调查人员要做好个人防护。市级、省级、国家级疾病预防控制中心将根据疫情处理需要赶赴现场,与前期抵达的调查机构组成联合调查组开展现场流行病学调查。

问题 65　流行病学调查后的信息上报有什么要求?

县(区)级疾控机构完成确诊病例、无症状感染者个案调查或聚集性疫情调查后,应于 2h 内,将个案调查表或调查报告及时通过网络报告系统进行上报。同时将流行病学调查分析报告报送本级卫生健康行政部门和上级疾控机构。

附件 3　新型冠状病毒肺炎病例密切接触者管理方案

问题 66　密切接触者的医学观察由什么机构组织实施?

各地卫生健康行政部门会同相关部门组织实施密切接触者的医学观察。拒不执行者,可以由当地公安机关协助采取强制隔离措施。

问题 67　对密切接触者实施医学观察时应如何告知?

实施医学观察时,应书面或口头告知医学观察的缘由、期限、法律依据、注意事项和疾病相关知识,以及负责医学观察的医疗卫生机构及联系人和联系方式。

问题 68　集中医学观察场所需如何分区?

集中医学观察场所内部根据需要进行分区,分为生活区、物质保障供应区和医学观察区等,分区标示要明确。有保证集中隔离人员正常生活的基础设施,并具备通风条件,能满足日常消毒措施的落实。

问题 69 集中医学观察场所需为密切接触者提供怎样的居住环境？

集中医学观察场所需为密切接触者提供单间居住环境，并提供独立的卫生间。

问题 70 集中医学观察场所污水需如何管理？

集中医学观察场所最好具有独立化粪池。污水在进入市政排水管网前，进行消毒处理；如无独立化粪池，则用专门容器收集排泄物，消毒处理后再排放，消毒方式参照《特定场所消毒技术方案》中粪便与污水消毒方法。

问题 71 密切接触者解除医学观察后，需如何进行信息填报？

鼓励县（区）级疾控机构在解除密切接触者医学观察后，汇总其医学观察健康状况，相关信息填报要求参见中国疾病预防控制中心印发的《新型冠状病毒肺炎病例密切接触者调查与管理指南（试行版）》（中疾控传防发〔2020〕14 号）。

附件 4 《新型冠状病毒肺炎实验室检测技术指南》

1）标本采集相关问题

问题 72 哪些对象需要进行新型冠状病毒标本采集？

新型冠状病毒肺炎疑似病例和聚集性病例，需要进行新型冠状病毒感染诊断或鉴别诊断者，或其他需要进一步筛查检测的环境或生物材料。

问题 73 进行新型冠状病毒标本采集的技术人员有什么要求？

从事新型冠状病毒检测标本采集的技术人员应经过生物安全培训（培训合格）和具备相应的实验技能。

问题 74 进行新型冠状病毒标本采集的技术人员的个人防护装备有什么要求?

采样人员个人防护装备(personal protective equipment,PPE)要求:N95 及以上防护口罩、护目镜、连体防护服、双层乳胶手套、防水靴套;如果接触了病人血液、体液、分泌物或排泄物,应及时更换外层乳胶手套。

问题 75 新型冠状病毒的标本采集工作由哪些机构人员完成?

①住院病例的标本由所在医院的医护人员采集。
②密切接触者标本由当地指定的疾控机构、医疗机构负责采集。
③根据实验室检测工作的需要,可结合病程多次采样。

问题 76 每个病例均需采集的标本是什么?

每个病例必须采集急性期呼吸道标本(包括上呼吸道标本或下呼吸道标本)。根据临床需要可留取便标本、全血标本、血清标本。重症病例优先采集下呼吸道标本。

问题 77 应在什么时间段内采集血液标本?

尽量采集发病后 7 天内的急性期抗凝血,采集量 5ml,建议使用含有 EDTA 抗凝剂的真空采血管采集血液。

问题 78 应在什么时间段内采集血清标本?

尽量采集急性期、恢复期双份血清。第一份血清应尽早(最好在发病后 7 天内)采集,第二份血清应在发病后第 3~4 周采集。采集量 5ml,建议使用无抗凝剂的真空采血管。血清标本主要用于抗体的测定,不进行核酸检测。

问题 79 如何采集咽拭子标本?

采样人员一手轻扶被采集人员的头部,一手执拭子,拭子贴鼻孔进入,沿下鼻道的底部向后缓缓深入,由于鼻道呈弧形,不可用力过猛,以免发生外伤出血。待拭子顶端到达鼻咽腔后壁时,轻轻旋转一周(如遇反射性咳嗽,应停留片刻),然后缓缓取出拭子,将拭子头浸入含 2~3ml 病毒保存液(也可使用等渗盐溶液、组织培养液或磷酸盐缓冲液)的管中,尾部弃去,旋紧管盖。

问题 80　如何采集咽拭子标本?

被采集人员先用生理盐水漱口,采样人员将拭子放入无菌生理盐水中湿润(禁止将拭子放入病毒保存液中,避免抗生素引起过敏),被采集人员头部微仰,口张大,并发"啊"音,露出两侧咽扁桃体,将拭子越过舌根,在被采集者两侧咽扁桃体稍微用力来回擦拭至少 3 次,然后再在咽后壁上下擦拭至少 3 次,将拭子头浸入含 2~3ml 病毒保存液(也可使用等渗盐溶液、组织培养液或磷酸盐缓冲液)的管中,尾部弃去,旋紧管盖。咽拭子也可与鼻咽拭子放置于同一管中。

问题 81　如何采集鼻咽抽取物或呼吸道抽取物标本?

用与负压泵相连的收集器从鼻咽部抽取黏液或从气管抽取呼吸道分泌物。将收集器头部插入鼻腔或气管,接通负压,旋转收集器头部并缓慢退出,收集抽取的黏液,并用 3ml 采样液冲洗收集器 1 次(亦可用小儿导尿管接在 50ml 注射器来替代收集器)。

问题 82　如何采集深咳痰液标本?

在病人深咳后,将咳出的痰液收集于含 3ml 采样液的 50ml 螺口塑料管。如果痰液未收集于采样液中,可在检测前,加入 2~3ml 采样液,或加入痰液等体积的痰消化液。使用前以去离子水将储存液稀释至 100ml。也可以采用与痰液等体积的含 1g/L 蛋白酶 K 的磷酸盐缓冲液将痰液化。

问题 83　如何采集支气管灌洗液标本?

将收集器头部从鼻孔或气管插口处插入气管(约 30cm 深处),

注入 5ml 生理盐水,接通负压,旋转收集器头部并缓慢退出。收集抽取的黏液,并用采样液冲洗收集器 1 次(亦可用小儿导尿管接在50ml 注射器来替代收集器)。

问题 84　如何采集肺泡灌洗液标本?

局部麻醉后将纤维支气管镜通过口或鼻经咽部插入右肺中叶或左肺舌段的支管,将其顶端契入支气管分支开口,经气管活检孔缓缓加入灭菌生理盐水,每次 30~50ml,总量 100~250ml,不应超过 300ml。

问题 85　如何采集粪便标本?

①取 1ml 标本处理液,挑取黄豆粒大小的便标本加至管中,轻轻吹吸 3~5 次,室温静置 10min,以 8 000r/min 离心 5min,吸取上清液进行检测。

②如病人出现腹泻症状,则留取粪便标本 3~5ml,轻轻吹打混匀后,以 8 000r/min 离心 5min,吸取上清液备用。

问题 86　粪便标本处理液如何配制?

粪便标本处理液可自行配制:将 1.211g 三羟甲基氨基甲烷(Tris)、8.5g 氯化钠、1.1g 无水氯化钙或 1.47g 含结晶水的氯化钙溶解至 800ml 去离子水中,用浓盐酸调节 pH 为 7.5,以去离子水补充至 1 000ml。也可使用 Hank's 液或其他等渗盐溶液、组织培养液或磷酸盐缓冲液溶解便标本制备便悬液。

问题 87　如何采集肛拭子?

用消毒棉拭子轻轻插入肛门 3~5cm,再轻轻旋转拔出,立即放入含 3~5ml 病毒保存液的 15ml 外螺旋盖采样管中,弃去尾部,旋紧管盖。

问题 88　如何采集血液标本?

建议使用含有乙二胺四乙酸(ethylenediaminetetra-acetic acid,EDTA)抗凝剂的真空采血管采集血液标本 5ml,根据所选用核酸提取试剂的类型确定以全血或血浆进行核酸提取。如需分离血浆,将全血 1 500~2 000r/min 离心 10min,收集上清于无菌螺口塑料管中。

问题 89　如何采集血清标本?

用真空负压采血管采集血液标本 5ml,室温静置 30min,1 500~2 000r/min 离心 10min,收集血清于无菌螺口塑料管中。

问题 90　标本采集后在几级实验室内分装?

标本采集后在生物安全二级实验室生物安全柜内分装。

问题 91　分装的标本应如何保管、运输?

①所有标本应放在大小适合的带螺旋盖(内有垫圈)、耐冷冻的样本采集管,拧紧。容器外注明样本编号、种类、姓名及采样日期。

②将密闭后的标本放入大小合适的塑料袋内密封,每袋装一份标本。样本包装要求符合《危险品航空安全运输技术细则》相应的标准。

③涉及外部标本运输的,应根据标本类型,按照 A 类或 B 类感染性物质进行三层包装。

问题 92　用于病毒分离和核酸检测的标本怎么保存?

①用于病毒分离和核酸检测的标本应尽快进行检测,能在 24h 内检测的标本可置于 4℃保存。

② 24h 内无法检测的标本则应置于 –70℃或以下保存(如无 –70℃保存条件,则于 –20℃冰箱暂存)。

③血清可在 4℃存放 3 天,–20℃以下可长期保存。

④应设立专库或专柜单独保存标本。标本运送期间应避免反复冻融。

问题 93　标本如需要长途运输应如何保藏?

标本采集后应尽快送往实验室,如果需要长途运输,建议采用干冰等制冷方式进行保藏。

问题 94 哪些标本需要上送至中国疾病预防控制中心病毒病预防控制所进行检测复核?

各省、自治区、直辖市聚集性病例的标本,并附样本送检单。

问题 95 病原体及标本在国内运输时有哪些要求?

①新型冠状病毒毒株或其他潜在感染性生物材料的运输包装分类属于 A 类,对应的联合国编号为 UN2814,包装应符合国际民航组织文件《危险品航空安全运输技术细则》(Doc 9284-AN/905)的 PI602 分类包装要求。

②环境样本属于 B 类,对应的联合国编号为 UN3373,包装符合国际民航组织文件《危险品航空安全运输技术细则》(Doc 9284-AN/905)的 PI650 分类包装要求。

③通过其他交通工具运输的可参照以上标准包装。

④新型冠状病毒毒株或其他潜在感染性材料运输应按照《可感染人类的高致病性病原微生物菌(毒)种或样本运输管理规定》(卫生部令第 45 号)办理《准运证书》。

问题 96 病原体及标本在国际运输时有哪些要求?

在国际间运输的新型冠状病毒毒株或样本应规范包装,按照《出入境特殊物品卫生检疫管理规定》办理相关手续,并满足相关国家和国际的要求。

问题 97 对于新型冠状病毒毒株和样本管理有哪些要求?

新型冠状病毒毒株及其样本应由专人管理,准确记录毒株和样本的来源、种类、数量,编号登记,采取有效措施确保毒株和样本的安全,严防发生误用、恶意使用、被盗、被抢、丢失、泄漏等事件。

2) 标本检测相关问题

问题 98 新型冠状病毒的常规检测方法是哪一种?

通过实时逆转录聚合酶链反应(real-time reverse transcription

PCR,RT-PCR）鉴定。

问题 99　新型冠状病毒的检测要求是什么？

任何新型冠状病毒的检测都必须在具备条件的实验室由经过相关技术安全培训的人员进行操作。

问题 100　实验室中确认病例阳性,需满足什么条件？

①实时 RT-PCR 检测同一份标本中新型冠状病毒 2 个靶标〔开放读码框 1ab（open reading frame 1ab,ORF1ab）和核壳蛋白（nucleocapsid protein,N）〕结果均为阳性。如果出现单个靶标阳性的检测结果,则需要重新采样,重新检测。如果仍然为单靶标阳性,判定为阳性。

②两种标本实时 RT-PCR 同时出现单靶标阳性,或同种类型标本两次采样检测中均出现单个靶标阳性,可判定为阳性。

问题 101　核酸检测结果阴性不能排除新型冠状病毒感染,需要排除可能产生假阴性的因素有哪些？

假阴性因素包括:样本质量差,如口咽等部位的呼吸道样本;样本收集的过早或过晚;未正确地保存、运输和处理样本;技术本身的原因,如病毒变异、PCR 抑制等。

问题 102　实时 RT-PCR 检测新型冠状病毒核酸的目的是什么？

规范实时 RT-PCR 方法检测新型冠状病毒核酸的工作程序,保证实验结果的正确、可靠。

问题 103　实时 RT-PCR 检测新型冠状病毒核酸时,检测人员的职责是什么？

负责按照《新型冠状病毒肺炎实验室检测技术指南》对被检样本进行检测。

问题 104 实时 RT-PCR 检测新型冠状病毒核酸时,复核人员的职责是什么?

负责对检测操作是否规范及检测结果是否准确进行复核。

问题 105 实时荧光 RT-PCR 检测新型冠状病毒核酸时,部门负责人的职责是什么?

负责对科室综合管理和检测报告进行审核。

问题 106 接收样本时需核对样本的哪些信息?

核对被检样本病人的姓名、性别、年龄、编号及检测项目等。

问题 107 待检样本如有异常应如何处理?

待检样本的状态如有异常,需注明。

问题 108 待检样本应如何保存?

应将待检样本放于 −70℃冰箱保存。

3) 病原生物安全实验活动要求相关问题

问题 109 新型冠状病毒病原体按照病原微生物危害程度分类中的哪类进行管理?

该病原体暂按照病原微生物危害程度分类中第二类病原微生物进行管理。

问题 110 实验室开展病原生物安全实验活动前需具备什么资质?

实验室开展相关活动前,应报经国家卫生健康委批准,取得开展相应活动的资质。

问题 111 新型冠状病毒的病毒培养应在生物安全几级实验室内进行?

应在生物安全三级实验室的生物安全柜内进行。

问题 112 新型冠状病毒动物感染实验应在生物安全几级实验室内进行?

应在生物安全三级实验室的生物安全柜内操作。

问题 113 未经培养的感染性材料操作应在生物安全几级实验室内进行? 采取几级个人防护?

应在生物安全二级实验室进行,同时采用生物安全三级实验室的个人防护。

问题 114 灭活材料的操作应在生物安全几级实验室内进行?

应在生物安全二级实验室进行。

问题 115 不含致病性或病毒的操作应在生物安全几级实验室内进行?

应在生物安全一级实验室进行。

附件 5 《特定场所消毒技术方案》

1)消毒原则相关问题

问题 116 哪些范围需要消毒? 时限如何?

病例和无症状感染者居住过的场所,如家庭、医疗机构隔离病房、转运工具等应进行随时消毒,在病例出院或死亡后,无症状感染者核酸检测阴转后均应进行终末消毒。

问题 117 非一次性诊疗用品如何消毒?

首选压力蒸汽灭菌,不耐热物品可选择化学消毒剂或低温灭菌设备进行消毒或灭菌。

问题 118 环境物体表面如何消毒?

环境物体表面可选择含氯消毒剂、二氧化氯等消毒剂擦拭、喷洒或浸泡消毒。

问题 119　手、皮肤等如何消毒？

手、皮肤建议选择有效的消毒剂如碘伏、含氯消毒剂和过氧化氢消毒剂等手皮肤消毒剂或速干手消毒剂擦拭消毒。

问题 120　室内空气如何消毒？

室内空气消毒可选择过氧乙酸、二氧化氯、过氧化氢等消毒剂喷雾消毒。

2）消毒措施相关问题

问题 121　什么是随时消毒？

随时消毒是指对病例和无症状感染者污染的物品和场所及时进行的消毒处理。

问题 122　哪些场所需要随时消毒？

病人居住过的场所如家庭、医疗机构隔离病房、医学观察场所及转运工具等，病人排出的污染物及其污染的物品，应做好随时消毒。

问题 123　随时消毒方法是什么？

消毒方法参见终末消毒。有人条件下，不建议喷洒消毒。

问题 124　病人隔离场所采取的排风措施有哪些？

自然通风、机械通风。

问题 125　病人隔离场所自然通风的频率如何？

每日通风 2~3 次，每次不少于 30min。

问题 126　病人应如何安置？

有条件的医疗机构应将病人安置到负压隔离病房，疑似病例应进行单间隔离,确诊病例可多人安置于同一房间。

问题 127 **非负压隔离病房可采取什么措施进行空气消毒?**

非负压隔离病房应通风良好,可采取排风(包括自然通风和机械排风),也可采用循环风空气消毒机进行空气消毒。无人条件下还可用紫外线对空气进行消毒,用紫外线消毒时,可适当延长照射时间至 1h 以上。医护人员和陪护人员在诊疗、护理工作结束后应洗手并消毒。

问题 128 **什么是终末消毒?**

终末消毒是指传染源离开有关场所后进行的彻底的消毒处理,应确保终末消毒后的场所及其中的各种物品不再有病原体存在。

问题 129 **终末消毒的对象包括哪些?**

终末消毒对象包括病例和无症状感染者排出的污染物(血液、分泌物、呕吐物、排泄物等)及其可能污染的物品和场所,不必对室外环境(包括空气)开展大面积消毒。病例和无症状感染者短暂活动过的无明显污染物的场所,无须进行终末消毒。

问题 130 **对病患家庭进行终末消毒应包括哪些物品及区域?**

在病例住院或死亡后,无症状感染者核酸检测阴转后均应进行终末消毒,包括住室地面、墙壁、桌、椅等家具台面,门把手,病人餐(饮)具、衣服、被褥等生活用品,玩具,卫生间包括厕所等。

问题 131 **病例离开后对交通运输工具的消毒应包括哪些物品及区域?**

舱室内壁、座椅、卧铺、桌面等物体表面,餐(饮)具,所用寝(卧)具等纺织品,排泄物、呕吐物及其污染的物品和场所,火车和飞机的卫生间等。

问题 132 医疗机构什么时候应进行终末消毒?

医疗机构发热门诊、感染科门诊等每日工作结束后,以及病区隔离病房,在病例住院或死亡后,无症状感染者核酸检测阴转后,均应做好终末消毒。

问题 133 医疗机构进行终末消毒应包括哪些物品及区域?

地面、墙壁,桌、椅、床头柜、床架等物体表面,病人衣服、被褥等生活用品及相关诊疗用品,以及室内空气等。

问题 134 终末消毒程序是什么?

终末消毒程序按照《疫源地消毒总则》(GB 19193—2015)附录 A 执行。现场消毒人员在配制和使用化学消毒剂时应做好个人防护。

3) 常见污染对象的消毒方法相关问题

问题 135 室内空气在无人条件下如何消毒?

在无人条件下可选择过氧乙酸、二氧化氯、过氧化氢等消毒剂,采用超低容量喷雾法进行消毒。

问题 136 少量病人血液、分泌物、呕吐物等污染物应如何消毒?

少量污染物可用一次性吸水材料(如纱布、抹布等)蘸取 5 000~10 000mg/L 的含氯消毒液(或能达到高水平消毒的消毒湿巾 / 干巾)小心移除。

问题 137 大量污染物应如何消毒?

大量污染物应使用含吸水成分的消毒粉或漂白粉完全覆盖,或用一次性吸水材料完全覆盖后用足量的 5 000~10 000mg/L 的含氯消毒液浇在吸水材料上,作用 30min 以上(或能达到高水平消毒的消毒干巾),小心清除干净。清除过程中避免接触污染物,清理的污染物按医疗废物集中处置。

问题 138 污染物应如何盛放收集?

病人的排泄物、分泌物、呕吐物等应有专门容器收集,用含20 000mg/L 含氯消毒剂,按粪、药比例 1:2 浸泡消毒 2h。

问题 139 盛放污染物的容器如何消毒?

盛放污染物的容器可用含有效氯 5 000mg/L 的消毒剂溶液浸泡消毒 30min,然后清洗干净。

问题 140 具有独立化粪池时粪便和污水如何消毒?

具有独立化粪池时,粪便和污水在进入市政排水管网前需进行消毒处理,定期投加含氯消毒剂,池内投加含氯消毒剂(初次投加,有效氯 40mg/L 以上),并确保消毒 1.5h 后,总余氯量达 10mg/L。消毒后污水应符合《医疗机构水污染物排放标准》(GB 18466—2005)。

问题 141 无独立化粪池时粪便和污水如何消毒?

使用专门容器收集排泄物,消毒处理后排放。用有效氯20 000mg/L 的含氯消毒液,按粪、药比例 1:2 浸泡消毒 2h;若有大量稀释排泄物,应用含有效氯 70%~80% 漂白粉精干粉,按粪、药比例 20:1 加药后充分搅匀,消毒 2h。

问题 142 地面、墙壁应如何消毒?

有肉眼可见污染物时,应先完全清除污染物再消毒。无肉眼可见污染物时,可用 1 000mg/L 的含氯消毒液或 500mg/L 的二氧化氯消毒剂擦拭或喷洒消毒。地面消毒先由外向内喷洒一次,喷药量为 $100\sim300\text{ml/m}^2$,待室内消毒完毕后,再由内向外重复喷洒一次。消毒作用时间应不少于 30min。

问题 143 诊疗设施、设备表面及其他物体表面如何消毒?

有肉眼可见污染物时,应先完全清除污染物再消毒。无肉眼可见污染物时,用 1 000mg/L 的含氯消毒液或 500mg/L 的二氧化氯消毒剂进行喷洒、擦拭或浸泡消毒,作用 30min 后清水擦拭干净。

问题 144　衣物、被褥等纺织品如何消毒?

建议均按医疗废物集中焚烧处理。若需重复使用,无肉眼可见污染物时,可用流通蒸汽或煮沸消毒 30min;或先用 500mg/L 的含氯消毒液浸泡 30min,然后按常规清洗;或采用水溶性包装袋盛装后直接投入洗衣机中,同时进行洗涤消毒 30min,并保持 500mg/L 的有效氯含量;贵重衣物可选用环氧乙烷方法进行消毒处理。

问题 145　哪些人员需要进行手卫生?

参与现场工作的所有人员均应加强手卫生措施。

问题 146　可以用哪些物品进行手卫生?

可选用含醇速干手消毒剂或醇类复配速干手消毒剂,或直接用 75% 乙醇进行擦拭消毒;醇类过敏者,可选择季铵盐类等有效的非醇类手消毒剂;特殊条件下,也可使用 3% 过氧化氢消毒液、0.5% 碘伏或 0.05% 含氯消毒剂等擦拭或浸泡双手,并适当延长消毒作用时间。有肉眼可见污染物时应先使用洗手液在流动水下洗手,然后按上述方法消毒。

问题 147　皮肤被污染物污染时,应如何消毒?

应立即清除污染物,再用一次性吸水材料蘸取 0.5% 碘伏或过氧化氢消毒剂擦拭消毒 3min 以上,使用清水清洗干净。

问题 148　黏膜被污染物污染时,应如何消毒?

应用大量生理盐水冲洗或 0.05% 碘伏冲洗消毒。

问题 149　餐(饮)具应如何消毒?

清除食物残渣后,煮沸消毒 30min,也可用有效氯为 500mg/L 含氯消毒液浸泡 30min 后,再用清水洗净。

问题 150　**火车、汽车、轮船等应如何消毒?**

火车、汽车和轮船有可见污染物时应先使用一次性吸水材料蘸取 5 000~10 000mg/L 的含氯消毒液(或能达到高水平消毒的消毒湿巾 / 干巾)完全清除污染物,再用 1 000mg/L 的含氯消毒液或 500mg/L 的二氧化氯消毒剂进行喷洒或擦拭消毒,作用 30min 后清水擦拭干净。

问题 151　**交通运输工具上的织物、坐垫等纺织品及病人生活垃圾如何处理?**

交通运输工具上的织物、坐垫等纺织品建议按医疗废物收集集中处理。

问题 152　**病人生活垃圾如何处理?**

病人生活垃圾按医疗废物处理。

问题 153　**病人尸体如何处理?**

病人死亡后,要尽量减少尸体移动和搬运,应由经培训的工作人员在严密防护下及时进行处理。用 3 000~5 000mg/L 的含氯消毒剂或 0.5% 过氧乙酸棉球或纱布填塞病人口、鼻、耳、肛门、气管切开处等所有开放通道或创口;用浸有消毒液的双层布单包裹尸体,装入双层尸体袋中,由民政部门派专用车辆直接送至指定地点尽快火化。

问题 154　**关于消毒工作有哪些注意事项?**

①现场消毒工作应在当地疾病预防控制机构的指导下,由有关单位及时进行消毒,或由当地疾病预防控制机构负责对其进行消毒处理。

②医疗机构的随时消毒和终末消毒由医疗机构安排专人进行,疾病预防控制机构做好技术指导。

③非专业人员开展消毒工作前应接受当地疾病预防控制机构专业培训,采取正确的消毒方法并做好个人防护。

4）消毒效果评价相关问题

问题 155 **消毒效果评价由什么人员进行?**

由具备检验检测资质的实验室相关人员进行。

问题 156 **物体表面消毒以自然菌为指标时,什么情况可判为消毒合格?**

物体表面消毒以自然菌为指标时,消毒后自然菌的杀灭率≥ 90%,可判为消毒合格。

问题 157 **物体表面消毒以指示菌为指标时,什么情况可判为消毒合格?**

物体表面消毒以指示菌为指标时,消毒后指示菌的杀灭率≥ 99.9%,可判为消毒合格。

问题 158 **空气消毒,什么情况可判为消毒合格?**

消毒后空气中自然菌的消亡率≥ 90%,可判为消毒合格。

问题 159 **工作人员的手消毒,什么情况可判为消毒合格?**

消毒后手上自然菌的杀灭率≥ 90%,可判为消毒合格。

附件 6 《特定人群个人防护指南》

1）个人防护装备及使用相关问题

问题 160 **什么情况需要使用个人防护装备?**

接触或可能接触新型冠状病毒肺炎病例和无症状感染者、污染物(血液、体液、分泌物、呕吐物和排泄物等)及其污染的物品或环境表面的所有人员均应使用个人防护装备。

问题 161 **什么情况需要戴手套?**

进入污染区域或进行诊疗操作时,根据工作内容,佩戴一次性使用橡胶或丁腈手套,在接触不同病人或手套破损时及时消毒,更换手套并进行手卫生。

问题 162　什么情况需要戴医用防护口罩?

进入污染区域或进行诊疗操作时,应佩戴医用防护口罩或动力送风过滤式呼吸器。

问题 163　佩戴医用防护口罩有哪些注意事项?

每次佩戴前应做佩戴气密性检查,穿戴多个防护用品时,务必确保医用防护口罩最后摘除。

问题 164　什么情况需要戴防护面屏或护目镜?

进入污染区域或进行诊疗操作,眼睛、眼结膜及面部有被血液、体液、分泌物、排泄物及气溶胶等污染的风险时,应佩戴防护面屏或护目镜。

问题 165　什么情况需要穿戴防护服?

进入污染区域或进行诊疗操作时,应更换个人衣物并穿工作服(外科刷手服或一次性衣物等),外加防护服。

问题 166　什么时候应执行手卫生措施?

在日常工作中应严格采取手卫生措施,尤其是戴手套和穿戴个人防护装备前,对病人进行无菌操作前,有可能接触病人血液、体液及其污染物品或污染环境表面之后,脱去个人防护装备过程中,需特别注意执行手卫生措施。

问题 167　无明显污染物时,选用什么手卫生措施?

选用速干手消毒剂。

问题 168　有肉眼可见污染物时,选用什么手卫生措施?

应使用洗手液在流动水下洗手,然后使用速干手消毒剂。

2) 特定人群个人防护相关知识

问题 169 对密切接触者进行流行病学调查时,调查人员应着什么防护装备?

对密切接触者调查时,调查人员应穿戴一次性工作帽、医用外科口罩、工作服、一次性手套。

问题 170 对密切接触者进行流行病学调查时,调查人员应与被调查对象距离多远?

调查人员应与被调查对象保持 1 米以上距离。

问题 171 对疑似、确诊病例和无症状感染者进行流行病学调查时,调查人员应着什么防护装备?

建议穿戴工作服、一次性工作帽、一次性手套、防护服、KN95/N95 及以上颗粒物防护口罩或医用防护口罩、防护面屏或护目镜、工作鞋或胶靴、防水靴套等。

问题 172 隔离病区工作人员及医学观察场所工作人员应着什么防护装备?

建议穿戴工作服、一次性工作帽、一次性手套、防护服、医用防护口罩或动力送风过滤式呼吸器、防护面屏或护目镜、工作鞋或胶靴、防水靴套等。

问题 173 对病例和无症状感染者转运人员应着什么防护装备?

建议穿戴工作服、一次性工作帽、一次性手套、防护服、医用防护口罩或动力送风过滤式呼吸器、防护面屏或护目镜、工作鞋或胶靴、防水靴套等。

问题 174 尸体处理人员应着什么防护装备?

建议穿戴工作服、一次性工作帽、一次性手套和长袖加厚橡胶手套、防护服、KN95/N95 及以上颗粒物防护口罩或医用防护口罩或动力送风过滤式呼吸器、防护面屏、工作鞋或胶靴、防水靴套、防水围裙或防水隔离衣等。

问题 175　环境清洁消毒人员应着什么防护装备？

建议穿戴工作服、一次性工作帽、一次性手套和长袖加厚橡胶手套、防护服、KN95/N95 及以上颗粒物防护口罩或医用防护口罩或动力送风过滤式呼吸器、防护面屏、工作鞋或胶靴、防水靴套、防水围裙或防水隔离衣。使用动力送风过滤式呼吸器时，根据消毒剂种类选配尘毒组合的滤毒盒或滤毒罐，做好消毒剂等化学品的防护。

问题 176　标本采集人员应着什么防护装备？

建议穿戴工作服、一次性工作帽、双层手套、防护服、KN95/N95 及以上颗粒物防护口罩或医用防护口罩或动力送风过滤式呼吸器、防护面屏、工作鞋或胶靴、防水靴套。必要时，可加穿防水围裙或防水隔离衣。

问题 177　实验室工作人员应着什么防护装备？

建议至少穿戴工作服、一次性工作帽、双层手套、防护服、KN95/N95 及以上颗粒物防护口罩或医用防护口罩或动力送风过滤式呼吸器、防护面屏或护目镜、工作鞋或胶靴、防水靴套。必要时，可加穿防水围裙或防水隔离衣。

问题 178　防护装备脱卸的注意事项有哪些？

①脱卸时尽量少接触污染面。

②脱下的防护眼罩、长筒胶鞋等非一次性使用的物品应直接放入盛有消毒液的容器内浸泡；其余一次性使用的物品应放入黄色医疗废物收集袋中作为医疗废物集中处置。

③脱卸防护装备的每一步均应进行手消毒，所有防护装备全部脱完后再次洗手、手消毒。

7.《不同人群预防新型冠状病毒感染口罩选择和使用技术指引》15 问

问题 1 在新型冠状病毒肺炎流行期间,发布口罩选择及使用技术指引的目的是什么?

①指导不同人群科学合理地选择和使用口罩,严防新型冠状病毒肺炎疫情蔓延和扩散。

②建议选择合适的口罩类型,不过度防护。

问题 2 在新型冠状病毒肺炎流行期间,按防疫工作性质和风险等级,暴露人员分为哪几级?

分为高风险、较高风险、中等风险、较低风险及低风险暴露人员五级。

问题 3 哪些人员属于高风险暴露人员?

①在收治新型冠状病毒肺炎病人(包括确诊病例、疑似病例)的病房、重症监护病房(intensive care unit,ICU)和留观室工作的所有工作人员,包括临床医师、护士、护工、清洁工、尸体处理人员等。

②疫区指定医疗机构发热门诊的医师和护士。

③对确诊病例、疑似病例进行流行病学调查的公共卫生医师。

问题 4 对于高风险暴露人员,口罩应如何选择?

①建议选择医用防护口罩。

②在对被感染病人进行急救和气管插管、气管镜检查时,加戴护目镜或防护面屏。

③医用防护口罩短缺时,可选用符合 N95/KN95 及以上标准颗粒物防护口罩替代,也可选用自吸过滤式呼吸器(全面型或半面型)配防颗粒物的滤棉,动力送风过滤式呼吸器的防护效果更佳。

问题 5 哪些人员属于较高风险暴露人员？

①急诊科工作的医务人员等。

②对密切接触人员开展流行病学调查的公共卫生医师。

③疫情相关的环境和生物样本检测人员。

问题 6 对于较高风险暴露人员,口罩应如何选择？

建议选用符合 N95/KN95 及以上标准的颗粒物防护口罩。

问题 7 哪些人员属于中等风险暴露人员？

①普通门诊、病房工作的医务人员等。

②人员密集场所的工作人员,包括医院、机场、火车站、地铁、地面公交、飞机、火车、超市、餐厅等相对密闭场所的工作人员。

③从事与疫情相关的行政管理、警察、保安、快递等从业人员。

④居家隔离及与其共同生活的人员。

问题 8 对于中等风险暴露人员,口罩应如何选择？

建议佩戴医用外科口罩。

问题 9 哪些人员属于较低风险暴露人员？

①超市、商场、交通工具、电梯等人员密集区的公众。

②处于室内办公环境下的人员。

③医疗机构就诊(除发热门诊)的病人。

④集中学习和活动的托幼机构的儿童、在校学生等。

问题 10 对于较低风险暴露人员,口罩应如何选择？

建议佩戴一次性使用医用口罩(儿童选用性能相当产品)。

问题 11 哪些人员属于低风险暴露人员？

①居家室内活动、散居居民。

②户外活动者,包括空旷场所 / 场地的儿童、学生。

③通风良好工作场所的工作者。

问题 12 **对于低风险暴露人员,口罩应如何选择?**

①居家、通风良好和人员密度低的场所可不佩戴口罩。

②非医用口罩,如棉纱、活性炭和海绵等口罩具有一定防护效果,也有降低咳嗽、喷嚏和说话等产生的飞沫播散的作用,可视情况选用。

问题 13 **对于高风险人员,口罩应何时更换?**

①医用标准的防护口罩均有使用期限,口罩专人专用,人员间不能交叉使用。高风险人员在结束工作、中途进餐(饮水)、如厕等脱卸防护装置后,重新进入时需更换。

②口罩被病人血液、呼吸道 / 鼻腔分泌物,以及其他体液污染时要立即更换。

问题 14 **对于除高风险人员以外的人员,口罩应何时更换?**

①较高风险人员在接诊高度疑似病人后需更换。

②其他风险类别暴露人员佩戴的口罩可反复多次使用。

问题 15 **口罩如需再次使用,应如何存放?**

①需再次使用的口罩,可悬挂在洁净、干燥通风处,或将其放置在清洁、透气的纸袋中。

②口罩需单独存放,避免彼此接触,并标识口罩使用人员。

8.《新型冠状病毒感染的肺炎防控中常见医用防护用品使用范围指引(试行)》15 问

问题 1 **常见医用防护用品有哪些?**

外科口罩、医用防护口罩、乳胶检查手套、速干手消毒剂、护目镜、防护面罩 / 防护面屏、隔离衣、防护服。

问题 2 外科口罩适用于哪些区域?

应在预检分诊、发热门诊及全院诊疗区域使用,需正确佩戴。污染或潮湿时随时更换。

问题 3 医用防护口罩原则上适用于哪些区域?

在发热门诊、隔离留观病区(房)、隔离病区(房)和隔离重症监护病区(房)等区域,以及进行采集呼吸道标本、气管插管、气管切开、无创通气、吸痰等可能产生气溶胶的操作时使用。其他区域和在其他区域的诊疗操作,原则上不使用。

问题 4 医用防护口罩什么时候需要更换?

一般 4h 更换,污染或潮湿时随时更换。

问题 5 乳胶检查手套适用于哪些情况?

在预检分诊、发热门诊、隔离留观病区(房)、隔离病区(房)和隔离重症监护病区(房)等区域使用。

问题 6 乳胶检查手套的佩戴有哪些注意事项?

①需正确穿戴和脱摘,注意及时更换手套。
②禁止戴手套离开诊疗区域。
③戴手套不能取代手卫生。

问题 7 哪些情况可使用速干手消毒剂?

医务人员诊疗操作过程中,手部未见明显污染物时使用,全院均应使用。预检分诊、发热门诊、隔离留观病区(房)、隔离病区(房)和隔离重症监护病区(房)必须配备使用。

问题 8 哪些情况需佩戴护目镜?

①隔离留观病区(房)、隔离病区(房)和隔离重症监护病区(房)等区域。

②采集呼吸道标本、气管插管、气管切开、无创通气、吸痰等可能出现血液、体液和分泌物等喷溅操作时使用。

问题 9 佩戴护目镜有哪些注意事项?

①禁止戴着护目镜离开隔离留观病区(房)、隔离病区(房)和隔离重症监护病区(房)等区域。

②如护目镜可重复使用,应消毒后再用。

③其他区域和在其他区域的诊疗操作原则上不使用护目镜。

问题 10 哪些情况需佩戴防护面罩 / 防护面屏?

在诊疗操作中可能发生血液、体液和分泌物等喷溅时使用。

问题 11 佩戴防护面罩 / 防护面屏有哪些注意事项?

①如为可重复使用的,使用后应消毒方可再用。

②如为一次性使用的,不得重复使用。

③护目镜和防护面罩 / 防护面屏不需要同时使用。

④禁止戴着防护面罩 / 防护面屏离开诊疗区域。

问题 12 哪些情况需穿隔离衣?

①预检分诊、发热门诊使用普通隔离衣。

②隔离留观病区(房)、隔离病区(房)和隔离重症监护病区(房)使用防渗一次性隔离衣。

③其他科室或区域根据是否接触病人使用。

问题 13 穿隔离衣有哪些注意事项?

①一次性隔离衣不得重复使用。

②如使用可复用的隔离衣,使用后按规定消毒后方可再用。

③禁止穿着隔离衣离开诊疗区域。

问题 14 哪些情况需穿防护服?

在隔离留观病区(房)、隔离病区(房)和隔离重症监护病区(房)

使用。

问题 15　穿防护服有哪些注意事项?

①防护服不得重复使用。

②禁止戴着医用防护口罩和穿着防护服离开隔离留观病区（房）、隔离病区（房）和隔离重症监护病区（房）等区域。

③其他区域和在其他区域的诊疗操作原则上不使用防护服。

9.《消毒剂使用指南》40 问

1）消毒剂概论相关问题

问题 1　什么是消毒剂?

消毒剂是用于杀灭传播媒介上的微生物,使其达到消毒或灭菌要求的制剂。

问题 2　目前常用的消毒剂中,哪种对新型冠状病毒无效?

氯己定。

问题 3　消毒剂按有效成分可分为哪几类?

按有效成分可分为醇类消毒剂、含氯消毒剂、含碘消毒剂、过氧化物类消毒剂、胍类消毒剂、酚类消毒剂、季铵盐类消毒剂等。

问题 4　消毒剂按用途可分为哪几类?

按用途可分为物体表面消毒剂、医疗器械消毒剂、空气消毒剂、手消毒剂、皮肤消毒剂、黏膜消毒剂、疫源地消毒剂等。

问题 5　消毒剂按杀灭微生物能力可分为哪几类?

按杀灭微生物能力可分为高水平消毒剂、中水平消毒剂和低水平消毒剂。

问题 6 新型冠状病毒肺炎疫情防控期间,消毒剂的合理使用应遵循什么原则?

新型冠状病毒肺炎疫情防控期间,应合理使用消毒剂,遵循"五加强七不宜",真正做到切断传播途径,控制传染病流行。

问题 7 "五加强"指什么?

五加强是指:

①对隔离病区、病人住所进行随时消毒和终末消毒。

②对医院、机场、车站等人员密集场所的环境物体表面增加消毒频次。

③对高频接触的门把手、电梯按钮等加强清洁消毒。

④对垃圾、粪便和污水进行收集和无害化处理。

⑤做好个人手卫生。

问题 8 "七不宜"指什么?

七不宜是指:

①不宜对室外环境开展大规模的消毒。

②不宜对外环境进行空气消毒。

③不宜直接使用消毒剂(粉)对人员进行消毒。

④不宜对水塘、水库、人工湖等环境中投加消毒剂(粉)进行消毒。

⑤不得在有人条件下对空气(空间)使用化学消毒剂消毒。

⑥不宜用戊二醛对环境进行擦拭和喷雾消毒。

⑦不宜使用高浓度的含氯消毒剂(有效氯浓度大于 1 000mg/L)做预防性消毒。

2)醇类消毒剂相关问题

问题 9 醇类消毒剂的有效成分是什么?

乙醇含量为 70%~80%(V/V),含醇手消毒剂 >60%(V/V),复配产品可依据产品说明书。

问题 10　醇类消毒剂可适用于哪些范围的消毒？

主要用于手和皮肤消毒，也可用于较小物体表面的消毒。

问题 11　醇类消毒剂应如何使用？

①卫生手消毒：均匀喷雾手部或涂擦揉搓手部 1~2 遍，作用 1min。
②外科手消毒：擦拭 2 遍，作用 3min。
③皮肤消毒：涂擦皮肤表面 2 遍，作用 3min。
④较小物体表面消毒：擦拭物体表面 2 遍，作用 3min。

问题 12　使用醇类消毒剂消毒时，有哪些注意事项？

①如单一使用乙醇进行手消毒，建议消毒后使用护手霜。
②外用消毒液，不得口服，置于儿童不易触及处。
③易燃，远离火源。
④对乙醇过敏者慎用。
⑤避光，置于阴凉、干燥、通风处密封保存。
⑥不宜用于脂溶性物体表面的消毒，不可用于空气消毒。

3）含氯消毒剂相关问题

问题 13　含氯消毒剂的有效成分是什么？

以有效氯计，含量以 mg/L 或 % 表示，漂白粉 ≥ 20%，二氯异氰尿酸钠 ≥ 55%，84 消毒液依据产品说明书，常见为 2%~5%。

问题 14　含氯消毒剂可适用于哪些范围的消毒？

①适用于物体表面、织物等污染物品及水、果蔬和餐（饮）具等的消毒。
②次氯酸消毒剂除上述用途外，还可用于室内空气、二次供水设备设施表面、手、皮肤和黏膜的消毒。

问题 15　含氯消毒剂应如何使用？

用于物体表面消毒时，使用浓度为 500mg/L；疫源地消毒时，物体表面使用浓度为 1 000mg/L, 有明显污染物时, 使用浓度为 10 000mg/L; 室内空气和水等其他消毒时, 依据产品说明书。

问题 16 使用含氯消毒剂时, 有哪些注意事项?

①外用消毒剂, 不得口服, 置于儿童不易触及处。

②配制和分装高浓度消毒液时, 应戴口罩和手套; 使用时应戴手套, 避免接触皮肤。如不慎溅入眼睛, 应立即用水冲洗, 严重者应就医。

③对金属有腐蚀作用, 对织物有漂白、褪色作用。金属和有色织物慎用。

④强氧化剂, 不得与易燃物接触, 应远离火源。

⑤置于阴凉、干燥处密封保存, 不得与还原物质共储共运。

⑥包装应标示相应的安全警示标志。

⑦依照具体产品说明书注明的使用范围、使用方法、有效期和安全性检测结果使用。

4）二氧化氯消毒剂相关问题

问题 17 二氧化氯消毒剂的有效成分是什么?

活化后二氧化氯含量 ≥ 2 000mg/L, 不需要活化的产品依据产品说明书。

问题 18 二氧化氯消毒剂可适用于哪些范围的消毒?

适用于水（饮用水、医院污水）、物体表面、食饮具、食品加工工具和设备、果蔬、医疗器械（含内镜）和空气的消毒处理。

问题 19 二氧化氯消毒剂应如何使用?

①物体表面消毒时, 使用浓度 50~100mg/L, 作用 10~15min。

②生活饮用水消毒时, 使用浓度 1~2mg/L, 作用 15~30min。

③医院污水消毒时, 使用浓度 20~40mg/L, 作用 30~60min。

④室内空气消毒时, 依据产品说明书。

问题 20 使用二氧化氯消毒剂时,有哪些注意事项?

①外用消毒剂,不得口服,置于儿童不易触及处。

②不宜与其他消毒剂、碱或有机物混用。

③本品有漂白作用,对金属有腐蚀性。

④使用时应戴手套,避免高浓度消毒剂接触皮肤和吸入呼吸道,如不慎溅入眼睛,应立即用水冲洗,严重者应就医。

5)过氧化物类消毒剂相关问题

问题 21 过氧化物类消毒剂的有效成分是什么?

①过氧化氢消毒剂:过氧化氢(以 H_2O_2 计)质量分数 3%~6%。

②过氧乙酸消毒剂:过氧乙酸(以 $C_2H_4O_3$ 计)质量分数 15%~21%。

问题 22 过氧化物类消毒剂可适用于哪些范围的消毒?

适用于物体表面、室内空气、皮肤伤口、耐腐蚀医疗器械的消毒。

问题 23 过氧化物类消毒剂应如何使用?

①物体表面:0.1%~0.2% 过氧乙酸或 3% 过氧化氢,喷洒或浸泡消毒作用时间为 30min,然后用清水冲洗去除残留消毒剂。

②室内空气消毒:0.2% 过氧乙酸或 3% 过氧化氢,用气溶胶喷雾方法,用量按 10~20ml/m³(1g/m³)计算,消毒作用 60min 后通风换气;也可使用 15% 过氧乙酸加热熏蒸,用量按 7ml/m³ 计算,熏蒸作用 1~2h 后通风换气。

③皮肤伤口消毒:3% 过氧化氢消毒液,直接冲洗皮肤表面,作用 3~5min。

④医疗器械消毒:耐腐蚀医疗器械的高水平消毒,6% 过氧化氢浸泡作用 120min,或 0.5% 过氧乙酸冲洗作用 10min,消毒结束后应使用无菌水冲洗去除残留消毒剂。

问题 24 使用过氧化物类消毒剂时,有哪些注意事项?

①液体过氧化物类消毒剂有腐蚀性,对眼睛、黏膜和皮肤有刺

激性,有灼伤危险,若不慎接触,应用大量水冲洗并及时就医。

②在实施消毒作业时,应佩戴个人防护用具。

③如出现容器破裂或渗漏现象,应用大量水冲洗,或用沙子、惰性吸收剂吸收残液,并采取相应的安全防护措施。

④易燃易爆。遇明火、高热会引起燃烧爆炸,与还原剂接触、遇金属粉末有燃烧爆炸危险。

6) 含碘消毒剂相关问题

问题 25　含碘消毒剂的有效成分是什么?

①碘酊:有效碘 18~22g/L,乙醇 40%~50%。

②碘伏:有效碘 2~10g/L。

问题 26　含碘消毒剂可适用于哪些范围的消毒?

①　碘酊:适用于手术部位、注射和穿刺部位皮肤及新生儿脐带部位皮肤消毒,不适用于黏膜和敏感部位皮肤消毒。

②碘伏:适用于外科手及前臂消毒、黏膜冲洗消毒等。

问题 27　含碘消毒剂应如何使用?

①碘酊:用无菌棉拭或无菌纱布蘸取本品,对消毒部位皮肤擦拭 2 遍以上,再用棉拭或无菌纱布蘸取 75% 医用乙醇擦拭脱碘。有效碘 18~22mg/L,作用时间 1~3min。

②碘伏

a. 外科术前手及前臂消毒:在常规刷手基础上,用无菌纱布蘸取适用浓度碘伏均匀擦拭从手指尖擦至前臂部位和上臂下 1/3 部位皮肤;或直接用无菌刷蘸取适用浓度碘伏从手指尖刷手至前臂和上臂下 1/3 部位皮肤,然后擦干。使用有效碘 2~10g/L,作用时间 3~5min。

b. 黏膜冲洗消毒:含有效碘 250~500mg/L 的碘伏稀释液直接对消毒部位冲洗或擦拭。

问题 28　使用含碘消毒剂时,有哪些注意事项?

①外用消毒液,禁止口服。

②置于儿童不易触及处。

③对碘过敏者慎用。

④密封、避光,置于阴凉通风处保存。

7）含溴消毒剂相关问题

问题 29　含溴消毒剂的有效成分是什么?

①溴氯 -5,5- 二甲基乙内酰脲,质量分数为 92%~95%,有效卤素(以 Cl 计)质量分数为 54%~56%。

② 1,3- 二溴 -5,5- 二甲基乙内酰脲,质量分数为 96%~99%,有效溴(以 Br 计)质量分数为 107%~111%。

问题 30　含溴消毒剂可适用于哪些范围的消毒?

适用于物体表面的消毒。

问题 31　含溴消毒剂应如何使用?

物体表面消毒常用浸泡、擦拭或喷洒等方法。溴氯 -5,5- 二甲基乙内酰脲总有效卤素 200~400mg/L,作用 15~20min;1,3- 二溴 -5,5- 二甲基乙内酰脲有效溴 400~500mg/L,作用 10~20min。

问题 32　使用含溴消毒剂时,有哪些注意事项?

①含溴消毒剂为外用品,不得口服。

②本品属强氧化剂,与易燃物接触可引发无明火自燃,应远离易燃物及火源。

③禁止与还原物质共储共运,以防爆炸。

④未加入防腐蚀剂的产品对金属有腐蚀性。

⑤对有色织物有漂白褪色作用。

⑥本品有刺激性气味,对眼睛、黏膜、皮肤有灼伤危险,严禁与人体接触。如不慎接触,则应及时用大量水冲洗,严重时送医院治疗。

⑦操作人员应佩戴防护眼镜、橡胶手套等劳动防护用品。

8）酚类消毒剂相关问题

问题 33 酚类消毒剂可适用于哪些范围的消毒？

适用于物体表面和织物等消毒。

问题 34 酚类消毒剂应如何使用？

用于物体表面和织物时，有效成分 1 000~2 000mg/L，擦拭消毒 15~30min。

问题 35 使用酚类消毒剂时，有哪些注意事项？

①苯酚、甲酚对人体有毒性，在对环境和物体表面进行消毒处理时，应做好个人防护，如有高浓度溶液接触到皮肤，可用乙醇擦去或大量清水冲洗。

②消毒结束后，应对所处理的物体表面、织物等用清水进行擦拭或洗涤，去除残留的消毒剂。

问题 36 酚类消毒剂不能用于哪些情况下的消毒处理？

①不能用于细菌芽孢污染物品的消毒。

②不能用于医疗器械的高中水平消毒。

③以苯酚、甲酚为主要杀菌成分的消毒剂不适用于皮肤、黏膜消毒。

9）季铵盐类消毒剂相关问题

问题 37 季铵盐类消毒剂可适用于哪些范围的消毒？

①适用于环境与物体表面（包括纤维与织物）的消毒。

②适用于卫生手消毒，与醇复配的消毒剂可用于外科手消毒。

问题 38 季铵盐类消毒剂用于物体表面消毒时，应如何使用？

无明显污染物时，使用浓度为 1 000mg/L；有明显污染物时，使用浓度为 2 000mg/L。

问题 39　季铵盐类消毒剂用于卫生手消毒时,应如何使用?

清洁时使用浓度为 1 000mg/L,污染时使用浓度为 2 000mg/L。

问题 40　季铵盐类消毒剂使用时,有哪些注意事项?

①为外用消毒剂,不得口服,置于儿童不易触及处。

②避免接触有机物和拮抗物。不能与肥皂或其他阴离子洗涤剂同用,也不能与碘或过氧化物(如高锰酸钾、过氧化氢、磺胺粉等)同用。

10.《新型冠状病毒肺炎聚集性疫情流行病学调查指南(试行第一版)》30 问

1) 流行病学调查指南概况相关问题

问题 1　该指南旨在解决什么问题?

本指南旨在提高各级疾控机构开展聚集性疫情调查的质量,指导各地进一步分析聚集性疫情的传播模式,判定传播代际和传播链,计算潜伏期、罹患率等指标,及时发现可能的潜伏期传播、无症状感染者传播等情况,以进一步阐明新型冠状病毒肺炎的传播特征,为制定防控策略提供参考。

问题 2　什么是聚集性疫情?

聚集性疫情是指 14 天内在小范围(如一个家庭、一个工地、一个单位等)发现 2 例及以上的确诊病例或无症状感染者,且存在因密切接触导致的人际传播的可能性,或因共同暴露而感染的可能性。聚集性疫情的"小范围"不局限于家庭、工地、单位,也包括养老院、医院、实验室等场所,或飞机、火车、汽车、轮船等交通工具。

问题 3　聚集性疫情是如何发现的?

①通过病例的流行病学个案调查,查找有密切接触或共同暴露史的确诊病例、疑似病例、临床诊断病例或无症状感染者。

②在中国疾病预防控制信息系统,查找同单位或同住址,且发病间隔在 1~2 个潜伏期内的确诊病例、疑似病例、临床诊断病例或无症状感染者。

③汇总分析个案流行病学调查报告,查找不同地区、在发病前 14 天内均有乘坐同一航班和火车车次,或参加相同旅行团或会议等具有共同暴露史的确诊病例、疑似病例、临床诊断病例或无症状感染者。

2) 聚集性疫情的调查内容相关问题

问题 4　对聚集性疫情进行流行病学病例调查应重点关注哪些内容?

①病例及密切接触人员有无武汉及周边地区或其他有病例报告社区的旅行史或居住史。

②是否接触过发热或有呼吸道症状的病人。

③接触类型、接触距离、频率及采取的个人防护措施情况等。

④病例相关活动轨迹。

⑤核实并登记病例姓名、身份证号码及联系电话。

问题 5　聚集性疫情初始调查的病例纳入范围是什么?

初始调查时,聚集性疫情相关病例的时间范围可不限于 14 天,相关疑似病例和临床诊断病例也需纳入调查。

问题 6　密切接触者的管理调查应重点关注哪些内容?

①密切接触者发病、标本采集和检测情况。

②密切接触类型,如聚餐、家庭共同生活、同乘交通工具等。

③密切接触者转归情况。

问题 7　出现家庭暴露时,对于暴露场所应调查哪些内容?

①调查病例共同居住的家庭成员人数、接触及个人防护情况。

②家庭环境,包括房间数、面积和通风、空调使用情况,以及洗手设施情况。

③单元楼的电梯使用及消毒情况等。

问题 8 出现聚餐暴露时,对于暴露场所应调查哪些内容?

调查聚餐时间、地点和人员及座位分布,聚餐环境、通风与空调使用情况、洗手设施情况,可能导致传播风险增加的行为等。

问题 9 出现单位集体暴露时,对于暴露场所应调查哪些内容?

调查病例所在工作场所的人员数量、工位分布、车间分布、工作接触方式及工作人员防护情况,工作场所、食堂、宿舍、卫生间等相关场所的环境卫生、中央空调、新风系统使用与通风情况,以及洗手设施、电梯使用和消毒情况。

问题 10 出现交通工具暴露时,对于暴露场所应调查哪些内容?

调查乘坐的交通工具种类、座位分布、通风和空调使用及消毒情况、洗手设施情况,同乘人员数量、健康状况和个人防护情况等。

问题 11 出现公共场所暴露时,对于暴露场所应调查哪些内容?

病例暴露于商场、超市、公共浴池、酒店、养老院、医院、婚礼/葬礼现场等公共场所的停留时间,人员数量或密集程度,以及个人防护情况;公共场所布局与面积、通风和空调使用情况、电梯使用及消毒情况、洗手设施情况等。

问题 12 聚集性疫情中,哪些病例需要进行重点检测?

聚集性疫情的首例病例、怀疑为无症状感染者或潜伏期内传播者。

问题 13 聚集性疫情中,病例在两次核酸检测为阴性的情况下,该怎么办?

在两次核酸检测为阴性的情况下,建议增加采样和检测频次,并采集调查开始当日及 2~4 周后的血清标本,留存备查。

3) 聚集性疫情调查资料分析相关问题

问题 14 **分析病例传播链时，流行曲线应包含哪些内容？**

根据病例发病时间绘制流行曲线，结合与首例病例的关系、发病前 14 天暴露史及发病后的活动轨迹，绘制发病时序图或病例关系图。

问题 15 **如何进行病例代际分析？**

根据流行曲线、时序图或病例关系图，结合潜伏期、暴露史，逐一判断病例代际。

问题 16 **病例代际分析时第一代病例如何判定？**

第一代病例通常为发病时间最早的病例，即聚集性疫情的首例。如果怀疑存在无症状感染者或潜伏期传染的情况，均需结合流行病学调查和实验室检测结果进行综合分析判定。

问题 17 **病例代际分析时第二代病例如何判定？**

第二代病例判定原则上符合以下三个条件：

①发病前 1~14 天内仅与第一代病例有过接触史。

②无武汉市及周边地区或其他有病例报告社区的旅行史或居住史。

③无医院就诊等其他可疑暴露史，或所在地区未发生明显的社区传播。

问题 18 **病例代际分析时第三代及以上病例如何判定？**

①第三代及以上病例判定可参照第二代病例判定原则。

②若病例在发病前 1~14 天内与前两代病例均有接触，则代际无法判断。

问题 19 **在聚集性疫情中，单个病例的潜伏期计算需满足什么条件？**

①第二代病例与首例病例有明确的接触史。

②第二代病例与首例病例接触时间较短。

③第二代病例除与首例病例接触之外,在发病前无任何其他相关暴露或接触史。

问题 20　**在聚集性疫情中,计算单个病例的潜伏期需注意什么?**

在聚集性疫情中,若发现单个病例的潜伏期超过现有研究的最短和最长潜伏期范围异常值,应核实是否符合上述条件,确认病例发病时间和与首例接触时间的准确性。

问题 21　**聚集性疫情中,判定首例病例存在潜伏期传播,需满足哪些条件?**

①首例与第二代病例接触时均无任何临床症状或体征,且二者发病后无接触史。

②第二代病例在末次接触首例后 1~14 天发病。

③首例发病前 14 天内有武汉市及周边地区或其他有病例报告社区的旅行或居住等可疑暴露史,第二代病例除与首例接触外,无其他相关暴露或接触史。

问题 22　**聚集性疫情中,判定无症状感染者为传染源,需满足哪些条件?**

①无症状感染者与第二代病例有明确的接触史,且第二代病例发病后与该无症状感染者无接触史。

②第二代病例在末次接触无症状感染者后 1~14 天发病。

③无症状感染者发病前 14 天内有武汉市及周边地区或其他有病例报告社区的旅行或居住等可疑暴露史,第二代病例除与首例接触外,无其他相关暴露或接触史。

问题 23　**对聚集性病例进行流行病学调查分析传播途径时,应注意收集哪些内容?**

应注意收集病例间的接触方式、距离及时间,接触时个人防护和手卫生等相关情况,调查暴露场所的面积、人员密度、通风及空调使用情况,综合分析可能的传播途径。

问题 24 **发生在飞机、高铁车厢、网吧、歌厅等密闭空间的聚集性疫情,进行流行病学调查分析传播途径时,应注意收集哪些内容?**

发生在飞机、高铁车厢、网吧、歌厅等密闭空间的聚集性疫情,分析发病与首例病例座位距离、近距离交谈时间、厕所暴露、手卫生及个人防护等相关因素的关联性。

问题 25 **在怀疑气溶胶传播的可能时,聚集性疫情流行病学调查分析传播途径,应注意收集哪些内容?**

如飞沫传播和接触传播无法解释病例的时间和空间分布,怀疑气溶胶传播的可能时,建议尽可能采集机舱、高铁车厢及厕所等相关场所的空气样品、环境涂抹拭子等,检测病毒含量和活性。

4)调查报告的撰写相关问题

问题 26 **聚集性病例的流行病学调查报告应包括哪些内容?**

包括背景,流行病学调查,病例暴露场所调查,密切接触者调查,采取的措施,调查结论,以及建议。

问题 27 **在调查报告中,撰写背景时应包括哪些内容?**

介绍事件的发现和报告过程;当地疫情概况,包括发病数、死亡数和病死率等。

问题 28 **在调查报告中,撰写流行病学调查时应包括哪些内容?**

①描述事件病例总数和分类(包括确诊病例、疑似病例、临床诊断病例、无症状感染者)、重症及死亡情况。

②按发病日期逐一描述每例病人的基本情况(姓名、年龄、性别、职业、发病时的居住地址、身份证号码)、发病和诊疗经过、临床

表现、标本采集和检测情况、病情进展及转归情况、暴露史、密切接触者、发病后活动轨迹、个人防护措施情况等。

③根据病例调查结果,绘制流行曲线、时序图、病例关系图,梳理总结聚集性疫情调查的关键信息。

问题 29　**在调查报告中,撰写病例暴露场所调查时应包括哪些内容?**

描述暴露场所的环境、共同暴露人数、人员接触和防护情况。必要时,可绘制暴露场所平面图。

问题 30　**在调查报告中,撰写密切接触者调查时应包括哪些内容?**

描述病例与其密切接触者的关系、接触方式和频率、最早和最后的接触时间,确定密切接触者转归情况及人数。

11.《新型冠状病毒感染的肺炎防控中居家隔离医学观察感染防控指引(试行)》15 问

1)居家隔离医学观察随访者感染防控相关问题

问题 1　**访视居家隔离医学观察人员时,应进行哪些健康宣教?**

应进行咳嗽礼仪和手卫生的宣教。

问题 2　**实地访视居家隔离医学观察人员时,应采取哪些防护措施?**

常规正确佩戴工作帽、外科口罩或医用防护口罩,穿工作服、一次性隔离衣。每班更换,污染、破损时随时更换。

问题 3　**对居家隔离医学观察人员进行呼吸道标本采集时,应采取哪些防护措施?**

除佩戴工作帽,穿工作服及一次性隔离衣外,需加戴护目镜或防护面屏,外科口罩换为医用防护口罩,戴乳胶手套。

问题 4　与居家隔离医学观察人员接触时,需保持多远的距离?

一般情况下与居家隔离医学观察人员接触时,需保持 1m 以上的距离。

问题 5　在访视居家隔离医学观察人员时,被访视对象应处于什么风向的位置?

被访视对象应处于下风向。

问题 6　随访居家隔离医学观察人员时,需随身携带哪些物品?

应携带健康教育宣传单(主要内容包括咳嗽礼仪与手卫生)、速干手消毒剂、护目镜或防护面屏、乳胶手套、外科口罩 / 医用防护口罩、一次性隔离衣、医疗废物收集袋。

问题 7　随访过程中产生的医疗废物应如何处理?

随访中产生的医疗废物应随身带回单位,按医疗废物处置。

2) 居家隔离医学观察人员感染防控相关问题

问题 8　居家隔离医学观察人员在家隔离时,对于房间的通风条件有何要求?

①居家隔离医学观察人员可以选择在家中通风较好的房间隔离,多开窗通风。

②保持房门随时关闭,在打开与其他家庭成员或室友相通的房门时先开窗通风。

问题 9　居家隔离医学观察人员与其他家庭成员接触时,需保持多远的距离?

尽可能减少与其他家庭成员接触,必须接触时保持 1m 以上距离,尽量处于下风向。

问题 10 如需与其他家庭成员共用卫生间,该怎么办?

必须共用时,须分时段。用后通风并用乙醇等消毒剂消毒身体接触的物体表面。

问题 11 居家隔离医学观察时,出现呼吸道症状应怎么办?

出现发热、咳嗽、气促等急性呼吸道症状时,应及时联系隔离点观察人员。

3) 居家隔离医学观察人员的家庭成员或室友感染防控相关问题

问题 12 居家隔离医学观察人员的家庭成员和室友应如何选择口罩?

应佩戴外科口罩。

问题 13 居家隔离医学观察人员的家庭成员和室友房间应如何进行感染防控?

保持房间通风,尽量不进入隔离观察房间。

问题 14 居家隔离医学观察人员的家庭成员和室友与其交流或提供物品时,须保持多远的距离?

距离应至少为 1m。

问题 15 居家隔离医学观察人员的家庭成员和室友应如何进行感染防控?

①注意手卫生,接触来自隔离房间的物品时原则上先消毒、再清洗。

②不与被观察者共用餐(饮)具及其他物品。

12.《新型冠状病毒肺炎病例密切接触者调查与管理指南(试行版)》25问

1)密切接触者判定原则相关问题

问题1 什么是新型冠状病毒肺炎病例的接触者?

指在病例的一定活动范围内,可能与其发生接触的所有人,包括家庭成员、亲戚、朋友、同事、同学、医务人员和服务人员等。

问题2 应对与新型冠状病毒肺炎病例的哪个时间段内的密切接触者进行调查和医学观察?

本指南初步将病例发病前2天作为调查和判断密切接触者的时间范围。

问题3 什么是新型冠状病毒肺炎病例的密切接触者?

对于疑似病例、临床诊断病例和确诊病例有症状时或症状出现前2天、或无症状感染者标本采样前2天内,在未采取有效防护措施,与其有近距离接触(1m内)的人员,可判定为密切接触者。

问题4 新型冠状病毒肺炎病例的密切接触者具体包括哪些?

①同一房间共同生活的家庭成员。

②直接照顾者或提供诊疗、护理服务者。在同一空间内实施可能会产生气溶胶的诊疗活动的医务人员。

③在办公、车间、班组、电梯、食堂、教室等同一场所有近距离接触的人员。密闭环境下共同进餐、共同娱乐及提供餐饮和娱乐服务的人员。

④探视病例的医务人员、家属或其他有近距离接触的人员。

⑤乘坐同一交通工具并有近距离接触的人员,包括在交通工具上照料护理人员、同行人员(家人、同事、朋友等),或经调查评估

后发现有可能近距离接触病例和无症状感染者的其他乘客和乘务人员。

⑥现场调查人员调查后经评估认为其他符合密切接触者判定标准的人员。

问题5　什么是新型冠状病毒肺炎病例的一般接触者？

指与疑似病例、临床诊断病例(仅限湖北省)、确诊病例和无症状感染者在乘坐飞机、火车和轮船等同一交通工具、共同生活、学习、工作，以及诊疗过程中有过接触，但不符合密切接触者判定原则的人员。

问题6　在乘坐民用航空器时，哪些人群可判定为密切接触者？

一般情况下，民用航空器舱内病例座位的同排左右三个座位和前后各三排座位的全部旅客，以及在上述区域内提供客舱服务的乘务人员为密切接触者。

问题7　在乘坐未配备高效微粒过滤装置的民用航空器时，哪些人群可判定为密切接触者？

舱内所有人员。

问题8　在乘坐全封闭空调列车时，哪些人群可判定为密切接触者？

乘坐全封闭空调列车，病例所在硬座、硬卧车厢或软卧同包厢的全部乘客和乘务人员。

问题9　在乘坐非全封闭的普通列车时，哪些人群可判定为密切接触者？

乘坐非全封闭的普通列车，病例同一间软卧包厢内，或同节硬座(硬卧)车厢内同格及前后邻格的旅客，以及为该区域服务的乘务人员。

问题 10 在乘坐全密封的空调客车时,哪些人群可判定为密切接触者?

乘坐全密封空调客车时,与病例同乘一辆汽车的所有人员。

问题 11 在乘坐通风的普通客车时,哪些人群可判定为密切接触者?

乘坐通风的普通客车时,与病例同车前后三排座位的乘客和驾乘人员。

问题 12 在乘坐轮船时,哪些人群可判定为密切接触者?

与病例同一舱室内的全部人员和为该舱室提供服务的乘务人员。

2) 密切接触者管理要求相关问题

问题 13 密切接触者应采取什么措施的医学观察?

密切接触者应采取集中隔离医学观察,不具备条件的地区可采取居家隔离医学观察,并加强对居家观察对象的管理。

问题 14 对于 14 岁及以下的儿童密切接触者,该如何选择医学观察场所?

对 14 岁及以下的儿童密切接触者,如父母或家人均为密切接触者,首选集中隔离医学观察,在做好个人防护和保持人际距离的情况下,儿童可与父母或家人同居一室。如仅儿童为密切接触者,可在社区医务人员指导下,做好个人防护和保持人际距离,由家人陪同儿童居家医学观察;有基础疾病的人员和老年人不能作为儿童的陪护人员。

问题 15 对于半自理及无自理能力的密切接触者,该如何选择医学观察场所?

对于半自理及无自理能力的密切接触者,原则上实施集中隔离医学观察措施,由指定人员进行护理。如确实无法进行集中隔离医学观察,可在社区医务人员指导下,采取居家隔离医学观察。有基础疾病的人员和老年人不能作为陪护人员。

问题 16　除密切接触者以外的一般接触者,应采取什么观察措施?

一般接触者要进行健康风险告知,嘱其一旦出现发热、咳嗽等呼吸道感染症状,以及腹泻、结膜充血等症状时要及时就医,并主动告知近期活动史。

问题 17　密切接触者医学观察期间应主要进行哪些健康监测?

指定医疗卫生机构人员每天早、晚对密切接触者各进行一次体温测量,并询问其健康状况,并给予必要的帮助和指导。

问题 18　密切接触者的医学观察期限为多久?

医学观察期限为自最后一次与确诊病例、无症状感染者发生无有效防护的接触后 14 天。

问题 19　密切接触者医学观察期间,出现发热、干咳等呼吸道症状,以及腹泻、结膜充血等身体异常状况时,应采取什么措施?

医学观察期间,密切接触者一旦出现任何症状(如发热、干咳等呼吸道症状,腹泻及结膜充血等),应立即向当地卫生健康行政部门报告,并按规定送定点医疗机构诊治,采集标本并开展实验室检测与排查工作。如排查结果为疑似病例、临床诊断病例、确诊病例,应对其密切接触的人员进行调查和医学观察。

问题 20　什么情况时可以解除医学观察?

医学观察期满时,如密切接触者无异常情况,应按时解除医学观察。疑似病例在排除后,其密切接触者即可解除医学观察。

问题 21 对于密切接触者在医学观察期间的居住，有什么管理要求？

集中或居家医学观察对象应独立居住，尽可能减少与共同居住人员的接触，做好医学观察场所的清洁与消毒工作。

问题 22 对于密切接触者在医学观察期间的外出，有什么管理要求？

密切接触者在观察期间不得外出，如果必须外出，经医学观察管理人员批准后方可，并要佩戴一次性外科口罩，避免去人群密集场所。

问题 23 对实施密切接触者医学观察并与其有近距离接触的工作人员的防护，有什么要求？

工作人员应做好针对呼吸道飞沫、接触和粪 - 口途径传播的防护措施。

问题 24 医疗卫生机构的人员对密切接触者实施医学观察时，需填写哪些记录表？

需填写《新型冠状病毒肺炎病例密切接触者医学观察登记表》《新型冠状病毒肺炎病例密切接触者医学观察统计日报表》《新型冠状病毒肺炎病例密切接触者医学观察每日统计汇总表》。

问题 25 集中医学观察场所的选择及内部设施的要求有哪些？

①集中医学观察场所应选择距人口密集区较远（原则上大于500m）、相对独立的场所。

②集中医学观察场所内部根据需要进行分区，分为生活区、物质保障供应区和医学观察区等，分区标示要明确。

③集中医学观察场所需为密切接触者提供单间居住环境，并提供独立的卫生间。

④集中医学观察场所最好具有独立化粪池。

13.《新型冠状病毒感染的肺炎病例转运工作方案 (试行)》10 问

1) 方案的基本要求相关问题

问题 1 辖区内新型冠状病毒肺炎病例转运的指挥调度工作是由哪个部门负责?

由各级卫生健康行政部门统筹负责。

问题 2 医疗机构发现新型冠状病毒肺炎病例时,应如何处理?

需向本地卫生健康行政部门报告,由市级卫生健康行政部门组织急救中心,疑似病例和确诊病例都应转运至定点医院集中救治。

问题 3 对于转运新型冠状病毒肺炎病例的急救中心,应做哪些设置?

①急救中心应设置专门的区域停放转运救护车辆,配置洗消设施,配备专门的医务人员、司机、救护车辆负责新型冠状病毒肺炎病例的转运工作。

②医疗机构和急救中心应做好病人转运交接记录,并及时报上级卫生健康行政部门。

2) 转运的要求相关问题

问题 4 对于转运救护车辆应达到哪些要求?

①转运救护车辆车载医疗设备(包括担架)专车专用,驾驶室与车厢严格密封隔离,车内设专门的污染物品放置区域,配备防护用品、消毒液、快速手消毒剂。

②转运救护车应具备转运呼吸道传染病病人基本条件,尽可能使用负压救护车进行转运。转运时应保持密闭状态。转运重症

病例时,应随车配备必要的生命支持设备,防止病人在转运过程中病情进一步恶化。

问题 5 对于转运救护车辆的相关人员应如何防护?

①医务人员穿工作服、隔离衣,戴手套、工作帽、医用防护口罩。

②司机穿工作服,戴外科口罩、手套。

问题 6 对于转运后救护车辆及相关人员应如何消毒处理?

①转运后需对车辆进行消毒处理。

②医务人员、司机转运新型冠状病毒肺炎病人后,须及时更换全套防护物品。

③救护车返回后需严格消毒方可再转运下一例病人。

④医务人员和司机的防护,车辆、医疗用品及设备消毒,污染物品处理等按照《医院感染管理办法》(卫生部令第 48 号)、《医疗机构消毒技术规范》(WS/T 367—2012)及相关规定执行。

3) 转运的工作流程相关问题

问题 7 转运的具体流程是什么?

穿戴防护物品—出车至医疗机构接病人—病人戴外科口罩—将病人安置在救护车—将病人转运至接收医疗机构—车辆及设备消毒—转运下一例病人。

问题 8 穿戴及脱摘防护物品的流程是什么?

①穿戴防护物品流程:洗手或手消毒—戴帽子—戴医用防护口罩—穿工作服—穿隔离衣—戴手套。

②脱摘防护物品流程:摘手套—洗手或手消毒—脱隔离衣—洗手或手消毒—摘口罩帽子—洗手或手消毒。

问题 9 医务人员、司机下班前应注意什么?

医务人员、司机下班前进行手卫生—淋浴更衣。

问题 10 **下班前救护车应如何清洁消毒?**

①空气:开窗通风。

②车厢及其物体表面:过氧化氢喷雾或含氯消毒剂擦拭消毒。

14.《新型冠状病毒肺炎诊疗方案(试行第七版)》85 问

1) 新型冠状病毒病原学特点相关问题

问题 1 **新型冠状病毒的病原学特性是什么?**

新型冠状病毒属于 β 属的冠状病毒,有包膜,颗粒呈圆形或椭圆形,常为多形性,直径 60~140nm。体外分离培养时,新型冠状病毒在 96h 左右即可在人呼吸道上皮细胞内发现,而在 Vero-E6 和 Huh-7 细胞系中分离培养需约 6 天。

问题 2 **新型冠状病毒的理化特性是什么?**

新型冠状病毒对紫外线和热敏感,56℃ 30min、乙醚、75% 乙醇、含氯消毒剂、过氧乙酸和氯仿等脂溶剂均可有效灭活病毒,氯己定不能有效灭活病毒。

2) 新型冠状病毒肺炎的流行病学特点相关问题

问题 3 **新型冠状病毒肺炎的传染源有哪些?**

主要是被新型冠状病毒感染的患者。无症状感染者也可能成为传染源。

问题 4 **新型冠状病毒肺炎的传播途径有哪些?**

经呼吸道飞沫传播和密切接触传播是主要的传播途径。在相对封闭的环境中长时间暴露于高浓度气溶胶的情况下,存在经气溶胶传播的可能。由于在粪便及尿中可分离到新型冠状病毒,应注意粪便及尿对环境污染造成气溶胶或接触传播。

问题 5 新型冠状病毒肺炎的易感人群有哪些?

人群普遍易感。

3) 新型冠状病毒感染的病理改变相关问题

问题 6 根据目前有限的尸检和穿刺组织病理观察结果,新型冠状病毒肺炎患者肺脏有哪些病理改变?

①肺脏呈不同程度的实变。

②肺泡腔内见浆液、纤维蛋白性渗出物及透明膜形成;渗出细胞主要为单核和巨噬细胞,易见多核巨细胞。Ⅱ型肺泡上皮细胞显著增生,部分细胞脱落。Ⅱ型肺泡上皮细胞和巨噬细胞内可见包涵体。肺泡隔血管充血、水肿,可见单核和淋巴细胞浸润及血管内透明血栓形成。肺组织灶性出血、坏死,可出现出血性梗死。部分肺泡腔渗出物机化和肺间质纤维化。

③肺内支气管黏膜部分上皮脱落,腔内可见黏液及黏液栓形成。少数肺泡过度充气、肺泡隔断裂或囊腔形成。

④电镜下支气管黏膜上皮和Ⅱ型肺泡上皮细胞胞质内可见冠状病毒颗粒。免疫组化染色显示部分肺泡上皮和巨噬细胞呈新型冠状病毒抗原阳性,RT-PCR 检测新型冠状病毒核酸阳性。

问题 7 根据目前有限的尸检和穿刺组织病理观察结果,新型冠状病毒肺炎患者的脾脏、肺门淋巴结和骨髓有哪些病理改变?

①脾脏明显缩小。

②淋巴细胞数量明显减少,灶性出血和坏死,脾脏内巨噬细胞增生并可见吞噬现象;淋巴结淋巴细胞数量较少,可见坏死。免疫组化染色显示脾脏和淋巴结内 $CD4^+T$ 细胞和 $CD8^+T$ 细胞均减少。

③骨髓三系细胞数量减少。

问题 8 根据目前有限的尸检和穿刺组织病理观察结果,新型冠状病毒肺炎患者的心脏和血管有哪些病理改变?

①心肌细胞可见变性、坏死,间质内可见少数单核细胞、淋巴

细胞和 / 或中性粒细胞浸润。

②部分血管内皮脱落、内膜炎症及血栓形成。

问题 9　根据目前有限的尸检和穿刺组织病理观察结果,新型冠状病毒肺炎患者的肝脏、胆囊和肾脏有哪些病理改变?

①肝脏和胆囊:体积增大,暗红色。肝细胞变性、灶性坏死伴中性粒细胞浸润;肝血窦充血,汇管区见淋巴细胞和单核细胞细胞浸润,微血栓形成。胆囊高度充盈。

②肾脏:肾小球球囊腔内见蛋白性渗出物,肾小管上皮变性、脱落,可见透明管型。间质充血,可见微血栓和灶性纤维化。

问题 10　根据目前有限的尸检和穿刺组织病理观察结果,新型冠状病毒肺炎患者除以上器官外的其他器官有哪些病理改变?

①脑组织充血、水肿,部分神经元变性。

②肾上腺见灶性坏死。

③食管、胃和肠管黏膜上皮不同程度变性、坏死、脱落。

4)新型冠状病毒肺炎的临床特点相关问题

问题 11　新型冠状病毒肺炎的潜伏期有多久?

基于目前的流行病学调查,潜伏期 1~14 天,多为 3~7 天。

问题 12　新型冠状病毒肺炎的主要临床表现有哪些?

以发热、干咳、乏力为主要表现。

问题 13　新型冠状病毒肺炎除了发热、乏力、干咳这些主要症状外,还可能有哪些表现?

少数患者伴有鼻塞、流涕、咽痛、肌痛和腹泻等症状。

问题 14　重症新型冠状病毒肺炎患者除了上述表现外,还可能有哪些表现?

重症患者多在发病一周后出现呼吸困难和 / 或低氧血症,严重者可快速进展为急性呼吸窘迫综合征、脓毒症休克、难以纠正的代谢性酸中毒和出凝血功能障碍及多器官功能衰竭等。值得注意的是,重型、危重型患者病程中可表现为中低热,甚至无明显发热。

问题 15　新型冠状病毒肺炎儿童患者有哪些特殊性?

部分儿童及新生儿病例症状可不典型,表现为呕吐、腹泻等消化道症状或仅表现为精神弱、呼吸急促。

问题 16　轻症新型冠状病毒肺炎患者临床表现有什么特点?

仅表现为低热、轻微乏力等,无肺炎表现。

问题 17　新型冠状病毒肺炎的预后如何?

从目前收治的病例情况看,多数患者预后良好,少数患者病情危重。老年人和有慢性基础疾病者预后较差。患有新型冠状病毒肺炎的孕产妇临床过程与同龄患者相近。儿童病例症状相对较轻。

问题 18　新型冠状病毒肺炎的实验室检查有什么特点?

①发病早期外周血白细胞总数正常或减少,淋巴细胞计数减少。

②部分患者可出现肝酶、乳酸脱氢酶(LDH)、肌酶和肌红蛋白增高。

③部分危重者可见肌钙蛋白增高。

④多数患者 C 反应蛋白(CRP)和血沉升高,降钙素原正常。

⑤严重者 D- 二聚体升高、外周血淋巴细胞进行性减少。

⑥重型、危重型患者常有炎症因子升高。

问题 19　新型冠状病毒肺炎患者在哪些标本中可检测出新型冠状病毒核酸?

在鼻咽拭子、痰和其他下呼吸道分泌物、血液、粪便等标本中可检测出新型冠状病毒核酸。

问题 20　为了提高核酸检测阳性率,有哪些需要注意的?

检测下呼吸道分泌物(痰或气道抽取物)更加准确,标本采集后尽快送检。

问题 21　新型冠状病毒肺炎患者的血清学检查有什么异常?

①新型冠状病毒特异性 IgM 抗体多在发病 3~5 天后开始出现阳性。

②IgG 抗体滴度恢复期较急性期有 4 倍及以上增高。

问题 22　新型冠状病毒肺炎患者的胸部影像学检查有什么特点?

早期呈现多发小斑片影及间质改变,以肺外带明显。进而发展为双肺多发磨玻璃影、浸润影,严重者可出现肺实变,胸腔积液少见。

5) 新型冠状病毒肺炎的诊断标准相关问题

问题 23　疑似病例的流行病学史有哪些?

①发病前 14 天内有武汉市及周边地区,或其他有病例报告社区的旅行史或居住史。

②发病前 14 天内与新型冠状病毒感染者(核酸检测阳性者)有接触史。

③发病前 14 天内曾接触过来自武汉市及周边地区,或来自有病例报告社区的发热或有呼吸道症状的患者。

④聚集性发病(2 周内在小范围如家庭、办公室、学校班级等场所,出现 2 例及以上发热和 / 或呼吸道症状的病例)。

问题 24　疑似病例的临床表现有哪些?

①发热和 / 或呼吸道症状。

②具有上述新型冠状病毒肺炎影像学特征。

③发病早期白细胞总数正常或降低,淋巴细胞计数正常或

减少。

问题 25 疑似病例的诊断标准有哪些？

结合疑似病例的流行病学史和临床表现综合分析：

①有流行病学史中的任何一条，且符合临床表现中任意 2 条。

②无明确流行病学史的，符合临床表现中的 3 条。

问题 26 确诊病例的诊断标准是什么？

疑似病例，具备以下病原学证据之一者：

①实时 RT-PCR 检测新型冠状病毒核酸阳性。

②病毒基因测序，与已知的新型冠状病毒高度同源。

③血清新型冠状病毒特异性 IgM 抗体和 IgG 抗体阳性；血清新型冠状病毒特异性 IgG 抗体由阴性转为阳性或恢复期较急性期 4 倍及以上升高。

6) 新型冠状病毒肺炎的临床分型相关问题

问题 27 新型冠状病毒肺炎患者临床分型有哪些？

临床分型为轻型、普通型、重型、危重型。

问题 28 轻型新型冠状病毒肺炎患者的判别依据是什么？

临床症状轻微，影像学未见肺炎表现。

问题 29 普通型新型冠状病毒肺炎患者的判别依据是什么？

具有发热、呼吸道等症状，影像学可见肺炎表现。

问题 30 成人重型新型冠状病毒肺炎者的判别依据是什么？

符合下列任何一条：

①出现气促，呼吸 $\geq$ 30 次 /min。

②静息状态下，指氧饱和度 $\leq$ 93%。

③动脉血氧分压（PaO_2）/ 吸氧浓度（FiO_2）$\leq$ 300mmHg（1mmHg= 0.133kPa）。

高海拔(海拔超过 1 000m)地区应根据以下公式对 PaO_2/FiO_2 进行校正：$PaO_2/FiO_2 \times$ [大气压(mmHg)/760]。

④ 肺部影像学显示 24~48h 内病灶明显进展 >50% 者按重型管理。

问题 31　儿童重型新型冠状病毒肺炎患者的判别依据是什么?

符合下列任何一条：

①出现气促(<2 月龄,呼吸 ≥ 60 次 /min;2~12 月龄,呼吸 ≥ 50 次 /min;1~5 岁,呼吸 ≥ 40 次 /min;>5 岁,呼吸 ≥ 30 次 /min,除发热和哭闹的影响。

②静息状态下,指氧饱和度 ≤ 92%。

③辅助呼吸(呻吟、鼻翼扇动、三凹征),发绀,间歇性呼吸暂停。

④出现嗜睡、惊厥。

⑤拒食或喂养困难,有脱水征。

问题 32　危重型新型冠状病毒肺炎患者的判别依据是什么?

符合以下情况之一者：

①出现呼吸衰竭且需要机械通气。

②出现休克。

③合并其他器官功能衰竭需在 ICU 监护治疗。

问题 33　成人重型、危重型新型冠状病毒肺炎的临床预警指标有哪些?

①外周血淋巴细胞进行性下降。

②外周血炎症因子如 IL-6、C 反应蛋白进行性上升。

③乳酸进行性升高。

④肺内病变在短期内迅速进展。

问题 34　儿童重型、危重型新型冠状病毒肺炎的临床预警指标有哪些?

①呼吸频率增快。

②精神反应差、嗜睡。

③乳酸进行性升高。

④影像学显示双侧或多肺叶浸润、胸腔积液或短期内病变快速进展。

⑤3 月龄以下的婴儿或有基础疾病(先天性心脏病、支气管肺发育不良、呼吸道畸形、异常血红蛋白、重度营养不良等),有免疫缺陷或低下(长期使用免疫抑制剂)。

7)新型冠状病毒肺炎的鉴别诊断相关问题

问题 35 对于新型冠状病毒肺炎患者的诊断,需与哪些疾病鉴别?

①新型冠状病毒感染轻型表现需与其他病毒引起的上呼吸道感染相鉴别。

②新型冠状病毒肺炎主要与流感病毒、腺病毒、呼吸道合胞病毒等其他已知病毒性肺炎及肺炎支原体感染鉴别,尤其是对疑似病例要尽可能采取包括快速抗原检测和多重 PCR 核酸检测等方法,对常见呼吸道病原体进行检测。

③还要与非感染性疾病,如血管炎、皮肌炎和机化性肺炎等鉴别。

8)新型冠状病毒肺炎病例的发现与报告相关问题

问题36 医务人员发现符合病例定义的疑似病例后,应如何处置?

①应当立即进行隔离治疗。

②院内专家会诊或主诊医师会诊。

③会诊后仍考虑疑似病例,在 2h 内进行网络直报。

④采集标本进行新型冠状病毒核酸检测。

⑤在确保转运安全前提下立即将疑似病例转运至定点医院。

问题37 对于与呼吸道病原检测阳性的新型冠状病毒感染者有密切接触的患者,需要行新型冠状病毒病原学检测吗?

需要,建议及时进行新型冠状病毒病原学检测。

问题 38　**什么条件下可排除疑似病例诊断?**

疑似病例连续两次新型冠状病毒核酸检测阴性(采样时间至少间隔 24h)且发病 7 天后新型冠状病毒特异性抗体 IgM 和 IgG 仍为阴性可排除疑似病例诊断。

9)新型冠状病毒肺炎的治疗相关问题

问题 39　**对于不同类型的新型冠状病毒肺炎患者应如何确定治疗场所?**

①疑似及确诊病例应在具备有效隔离条件和防护条件的定点医院隔离治疗,疑似病例应单人单间隔离治疗,确诊病例可多人收治在同一病室。

②危重型病例应当尽早收入 ICU 治疗。

问题 40　**对于新型冠状病毒肺炎,有哪些一般治疗方案?**

①卧床休息,加强支持治疗,保证摄入充分热量;注意水、电解质平衡,维持内环境稳定;密切监测生命体征、指氧饱和度等。

②根据病情监测血常规、尿常规、CRP、生化指标(肝酶、心肌酶、肾功能等)、凝血功能、动脉血气分析、胸部影像学等。有条件者可行细胞因子检测。

③及时给予有效氧疗措施,包括鼻导管、面罩给氧和经鼻高流量氧疗。有条件可采用氢氧混合吸入气(H_2/O_2:66.6%/33.3%)治疗。

④抗病毒治疗。

⑤抗菌药物治疗:避免盲目或不恰当使用抗菌药物,尤其是联合使用广谱抗菌药物。

问题 41　**对于新型冠状病毒肺炎,抗病毒治疗的药物有哪些? 如何使用?**

①α- 干扰素:成人每次 500 万 IU 或相当剂量,加入灭菌注射用水 2ml,每日 2 次雾化吸入。

②洛匹那韦/利托那韦:成人洛匹那韦 200mg/ 粒或利托那韦

50mg/ 粒,每次 2 粒,每日 2 次,疗程不超过 10 天。

③利巴韦林:建议与干扰素或洛匹那韦 / 利托那韦联合应用,成人 500mg/ 次,每日 2~3 次静脉输注,疗程不超过 10 天。

④磷酸氯喹:(18~65 岁成人)体重 >50kg 者,每次 500mg,每日 2 次,疗程 7 天;体重 <50kg 者,第 1、2 天每次 500mg,每日 2 次,第 3~7 天每次 500mg,每日 1 次。

⑤阿比多尔:成人 200mg,每日 3 次,疗程不超过 10 天。

问题 42　**对于新型冠状病毒肺炎,抗病毒治疗的注意事项有哪些?**

①注意上述药物的不良反应、禁忌证(如患有心脏疾病者禁用氯喹)。

②注意和其他药物的相互作用等问题。

③临床应用中进一步评价目前所试用药物的疗效。

④不建议同时应用 3 种及以上的抗病毒药物,出现不可耐受的毒副作用时应停止使用相关药物。

⑤ 对孕产妇患者的治疗应考虑妊娠周数,尽可能选择对胎儿影响较小的药物,以及是否终止妊娠后再进行治疗等问题,并知情告知。

问题 43　**重型、危重型病例的治疗原则是什么?**

在对症治疗的基础上,积极防治并发症,治疗基础疾病,预防继发感染,及时进行器官功能支持。

问题 44　**对于重型、危重型病例的治疗措施有哪些?**

呼吸支持、循环支持、肾功能衰竭和肾替代治疗、康复者血浆治疗血液净化治疗、免疫治疗,其他治疗措施如使用糖皮质激素、肠道微生态调节剂及加强心理疏导等。

问题 45　**对于重型、危重型病例呼吸支持措施有哪些?**

①氧疗:重型患者应当接受鼻导管或面罩吸氧,并及时评估呼

吸窘迫和 / 或低氧血症是否缓解。

②高流量鼻导管氧疗或无创机械通气:当患者接受标准氧疗仍然无法缓解呼吸窘迫和 / 或低氧血症时,可考虑使用高流量鼻导管氧疗或无创通气。若短时间(1~2h)内病情无改善甚至恶化,应当及时进行气管插管和有创机械通气。

③有创机械通气:采用肺保护性通气策略,即小潮气量(4~8ml/kg 理想体重)和低吸气压力(平台压 ≤ 30cmH$_2$O)进行机械通气,以减少呼吸机相关肺损伤。在保证气道平台压 ≤ 35cmH$_2$O 时,可适当采用高 PEEP,保持气道温化湿化,避免长时间镇静,早期唤醒患者并进行肺康复治疗。较多患者存在人机不同步,应当及时使用镇静剂和肌松剂。根据气道分泌物情况,选择密闭式吸痰,必要时行支气管镜检查采取相应治疗。

④挽救治疗:对于严重急性呼吸窘迫综合征患者,建议进行肺复张。在人力资源充足的情况下,每天应当进行 12h 以上的俯卧位通气。俯卧位通气效果不佳者,如条件允许,应当尽快考虑体外膜肺氧合(ECMO)。其相关指征包括:a. 在 FiO$_2$>90% 时,氧合指数小于 80mmHg,持续 3~4h 以上;b. 气道平台压 ≥ 35cmH$_2$O 的单纯呼吸衰竭患者,首选 VV-ECMO 模式;若需要循环支持,则选用 VA-ECMO 模式。在基础疾病得以控制,心肺功能有恢复迹象时,可开始撤机试验。

问题 46 **对于重型、危重型病例循环支持措施有哪些?**

在充分液体复苏的基础上,改善微循环,使用血管活性药物,密切监测患者血压、心率和尿量的变化,以及动脉血气分析中乳酸和碱剩余,必要时进行血流动力学监测。如超声多普勒法、超声心动图、有创血压或持续心排血量(PiCCO)监测。在救治过程中,注意液体平衡策略,避免过量和不足。

如果发现患者心率突发增加大于基础值的 20% 或血压下降大于基础值 20% 以上时,若伴有皮肤灌注不良和尿量减少等表现时,应密切观察患者是否存在脓毒症休克、消化道出血或心功能衰竭等情况。

问题 47 关于新型冠状病毒肺炎患者的肾功能损伤,应如何处理?

危重症患者的肾功能损伤应积极寻找导致肾功能损伤的原因,如低灌注和药物等因素。对于肾功能衰竭患者的治疗应注重体液平衡、酸碱平衡和电解质平衡,在营养支持治疗方面应注意氮平衡、热量和微量元素等补充。重症患者可选择连续性肾替代治疗(continuous renal replacement therapy, CRRT)。

问题 48 关于新型冠状病毒肺炎患者的肾替代治疗指征有哪些?

指征包括:①高钾血症;②酸中毒;③肺水肿或水负荷过重;④多器官功能不全时的液体管理。

问题 49 康复者血浆治疗的适应证?

适用于病情进展较快、重型和危重型患者。

用法用量参考《新型冠状病毒肺炎康复者恢复期血浆临床治疗方案(试行第二版)》。

问题 50 新型冠状病毒肺炎患者的血液净化治疗有哪些,适应证是什么?

血液净化系统包括血浆置换、吸附、灌流、血液/血浆滤过等,能清除炎症因子,阻断"细胞因子风暴",从而减轻炎症反应对机体的损伤,可用于重型、危重型患者细胞因子风暴早中期的救治。

问题 51 新型冠状病毒肺炎患者的免疫治疗适应证有哪些?如何使用?

对于双肺广泛病变者及重型患者,且实验室检测 IL-6 水平升高者,可试用托珠单抗治疗。首次剂量 4~8mg/kg,推荐剂量为400mg、0.9% 生理盐水稀释至 100ml,输注时间大于 1h;首次用药疗效不佳者,可在 1h 后追加应用一次(剂量同前),累计给药次数最多为 2 次,单次最大剂量不超过 800mg,注意过敏反应,有结核等活动性感染者禁用。

问题 52　哪种情况下可以考虑使用糖皮质激素? 如何使用?

①对于氧合指标进行性恶化、影像学进展迅速、机体炎症反应过度激活状态的患者,酌情短期内(3~5 日)使用糖皮质激素。

②建议剂量不超过相当于甲泼尼龙 1~2mg/(kg·d);由于免疫抑制作用,应当注意使用较大剂量的糖皮质激素延缓对冠状病毒的清除。

问题 53　对于重型、危重型病例,除了以上治疗措施外,还有哪些治疗措施?

①可静脉给予血必净 100ml/ 次,每日 2 次。

②可使用肠道微生态调节剂,维持肠道微生态平衡,预防继发细菌感染。

③儿童重型、危重型病例可酌情考虑给予静脉滴注丙种球蛋白。

④患有重型或危重型新型冠状病毒肺炎的孕妇应积极终止妊娠,剖腹产为首选。

⑤患者常存在焦虑恐惧情绪,应当加强心理疏导。

问题 54　新型冠状病毒肺炎的中医治疗原则是什么?

各地可根据病情、当地气候特点以及不同体质等情况,参照下列方案进行辨证论治。若涉及超药典剂量,应当在医师指导下使用。

问题 55　对于医学观察期的不同临床表现,有哪些推荐的中成药?

①临床表现:乏力伴胃肠不适

推荐中成药:藿香正气胶囊(丸、水、口服液)

②临床表现:乏力伴发热

推荐中成药：金花清感颗粒、连花清瘟胶囊/颗粒、疏风解毒胶囊/颗粒。

问题 56 清肺排毒汤的适用范围有哪些？

适用于轻型、普通型、重型患者，在危重型患者救治中可结合患者实际情况合理使用。

问题 57 清肺排毒汤的基础方剂、服用方法及注意事项有哪些？

基础方剂：麻黄 9g、炙甘草 6g、杏仁 9g、生石膏 15~30g（先煎）、桂枝 9g、泽泻 9g、猪苓 9g、白术 9g、茯苓 15g、柴胡 16g、黄芩 6g、姜半夏 9g、生姜 9g、紫菀 9g、冬花 9g、射干 9g、细辛 6g、山药 12g、枳实 6g、陈皮 6g、藿香 9g。

服法：传统中药饮片，水煎服。每天一付，早晚两次（饭后 40min)，温服，三付一个疗程。

注意事项：如有条件，每次服完药可加服大米汤半碗，舌干津液亏虚者可多服至一碗。如患者不发热则生石膏的用量要小，发热或壮热可加大生石膏用量。若症状好转而未痊愈则服用第二个疗程，若患者有特殊情况或其他基础病，第二疗程可以根据实际情况修改处方，症状消失则停药。

问题 58 轻型寒湿郁肺证的临床表现有哪些？

发热，乏力，周身酸痛，咳嗽，咯痰，胸紧憋气，纳呆，恶心，呕吐，大便粘腻不爽。舌质淡胖齿痕或淡红，苔白厚腐腻或白腻，脉濡或滑。

问题 59 对于轻型寒湿郁肺证的推荐处方及服用方法是什么？

推荐处方：生麻黄 6g、生石膏 15g、杏仁 9g、羌活 15g、葶苈子 15g、贯众 9g、地龙 15g、徐长卿 15g、藿香 15g、佩兰 9g、苍术 15g、云苓 45g、生白术 30g、焦三仙各 9g、厚朴 15g、焦槟榔 9g、煨草果

9g、生姜 15g。

服法:每日 1 剂,水煎 600ml,分 3 次服用,早中晚各 1 次,饭前服用。

问题 60　轻型湿热蕴肺证的临床表现有哪些?

低热或不发热,微恶寒,乏力,头身困重,肌肉酸痛,干咳痰少,咽痛,口干不欲多饮,或伴有胸闷脘痞,无汗或汗出不畅,或见呕恶纳呆,便溏或大便粘滞不爽。舌淡红,苔白厚腻或薄黄,脉滑数或濡。

问题 61　对于轻型湿热蕴肺证的推荐处方及服用方法是什么?

推荐处方:槟榔 10g、草果 10g、厚朴 10g、知母 10g、黄芩 10g、柴胡 10g、赤芍 10g、连翘 15g、青蒿 10g(后下)、苍术 10g、大青叶 10g、生甘草 5g。

服法:每日 1 剂,水煎 400ml,分 2 次服用,早晚各 1 次。

问题 62　普通型湿毒郁肺证的临床表现有哪些?

发热,咳嗽痰少,或有黄痰,憋闷气促,腹胀,便秘不畅。舌质暗红,舌体胖,苔黄腻或黄燥,脉滑数或弦滑。

问题 63　对于普通型湿毒郁肺证的推荐处方及服用方法是什么?

推荐处方:生麻黄 6g、苦杏仁 15g、生石膏 30g、生薏苡仁 30g、茅苍术 10g、广藿香 15g、青蒿草 12g、虎杖 20g、马鞭草 30g、干芦根 30g、葶苈子 15g、化橘红 15g、生甘草 10g。

服法:每日 1 剂,水煎 400ml,分 2 次服用,早晚各 1 次。

问题 64　普通型寒湿阻肺证的临床表现有哪些?

低热,身热不扬,或未热,干咳,少痰,倦怠乏力,胸闷,脘痞,或呕恶,便溏。舌质淡或淡红,苔白或白腻,脉濡。

问题 65 对于普通型寒湿阻肺证的推荐处方及服用方法是什么？

推荐处方：苍术 15g、陈皮 10g、厚朴 10g、藿香 10g、草果 6g、生麻黄 6g、羌活 10g、生姜 10g、槟榔 10g。

服法：每日 1 剂，水煎 400ml，分 2 次服用，早晚各 1 次。

问题 66 重型疫毒闭肺证的临床表现有哪些？

发热面红，咳嗽，痰黄粘少，或痰中带血，喘憋气促，疲乏倦怠，口干苦黏，恶心不食，大便不畅，小便短赤。舌红，苔黄腻，脉滑数。

问题 67 对于重型疫毒闭肺证的推荐处方及服用方法是什么？

推荐处方：生麻黄 6g、杏仁 9g、生石膏 15g、甘草 3g、藿香 10g（后下）、厚朴 10g、苍术 15g、草果 10g、法半夏 9g、茯苓 15g、生大黄 5g（后下）、生黄芪 10g、葶苈子 10g、赤芍 10g。

服法：每日 1~2 剂，水煎服，每次 100~200ml，一日 2~4 次，口服或鼻饲。

问题 68 重型气营两燔证的临床表现有哪些？

大热烦渴，喘憋气促，谵语神昏，视物错瞀，或发斑疹，或吐血、衄血，或四肢抽搐。舌绛少苔或无苔，脉沉细数，或浮大而数。

问题 69 对于重型气营两燔证的推荐处方及服用方法是什么？

推荐处方：生石膏 30~60g（先煎）、知母 30g、生地 30~60g、水牛角 30g（先煎）、赤芍 30g、玄参 30g、连翘 15g、丹皮 15g、黄连 6g、竹叶 12g、葶苈子 15g、生甘草 6g。

服法：每日 1 剂，水煎服，先煎石膏、水牛角后下诸药，每次 100~200ml，每日 2~4 次，口服或鼻饲。

问题 70 对于重型气营两燔证的推荐中成药有哪些？

喜炎平注射液、血必净注射液、热毒宁注射液、痰热清注射液、醒脑静注射液。功效相近的药物根据个体情况可选择一种，也可根据临床症状联合使用两种。中药注射剂可与中药汤剂联合使用。

问题 71　危重型内闭外脱证的临床表现有哪些?

呼吸困难、动辄气喘或需要机械通气，伴神昏，烦躁，汗出肢冷，舌质紫暗，苔厚腻或燥，脉浮大无根。

问题 72　对于危重型内闭外脱证的推荐处方及服用方法是什么?

推荐处方：人参 15g、黑顺片 10g（先煎）、山茱萸 15g，送服苏合香丸或安宫牛黄丸。

问题 73　对于危重型内闭外脱证的推荐中成药有哪些?

血必净注射液、热毒宁注射液、痰热清注射液、醒脑静注射液、参附注射液、生脉注射液、参麦注射液。根据个体情况可选择一种功效相近的药物，也可根据临床症状联合使用两种。中药注射剂可与中药汤剂联合使用。

问题 74　重型和危重型病毒感染或合并轻度细菌感染时，中药注射剂该如何使用?

中药注射剂的使用遵照药品说明书，从小剂量开始、逐步辨证调整的原则。推荐用法如下：0.9% 氯化钠注射液 250ml 加喜炎平注射液 100mg，每日 2 次；或 0.9% 氯化钠注射液 250ml 加热毒宁注射液 20ml，每日 2 次；或 0.9% 氯化钠注射液 250ml 加痰热清注射液 40ml，每日 2 次。

问题 75　重型和危重型高热伴意识障碍时，中药注射剂该如何使用?

0.9% 氯化钠注射液 250ml 加醒脑静注射液 20ml，每日 2 次。

问题 76 对于重型和危重型全身炎症反应综合征或 / 和多脏器功能衰竭时,中药注射剂该如何使用?

0.9% 氯化钠注射液 250ml 加血必净注射液 100ml,每日 2 次。

问题 77 对于重型和危重型免疫抑制,中药注射剂该如何使用?

0.9% 氯化钠注射液 250ml 加参麦注射液 100ml,每日 2 次。

问题 78 对于重型和危重型休克,中药注射剂该如何使用?

0.9% 氯化钠注射液 250ml 加参附注射液 100ml,每日 2 次。

问题 79 恢复期肺脾气虚证的临床表现有哪些?

气短,倦怠乏力,纳差呕恶,痞满,大便无力,便溏不爽。舌淡胖,苔白腻。

问题 80 对于恢复期肺脾气虚证的推荐处方及服用方法是什么?

推荐处方:法半夏 9g、陈皮 10g、党参 15g、炙黄芪 30g、炒白术 10g、茯苓 15g、藿香 10g、砂仁 6g(后下)、甘草 6g。

服法:每日 1 剂,水煎 400ml,分 2 次服用,早晚各 1 次。

问题 81 恢复期气阴两虚证的临床表现有哪些?

乏力,气短,口干,口渴,心悸,汗多,纳差,低热或不热,干咳少痰。舌干少津,脉细或虚无力。

问题 82 对于恢复期气阴两虚证的推荐处方及服用方法是什么?

推荐处方:南北沙参各 10g、麦冬 15g、西洋参 6g、五味子 6g、生石膏 15g、淡竹叶 10g、桑叶 10g、芦根 15g、丹参 15g、生甘草 6g。

服法:每日 1 剂,水煎 400ml,分 2 次服用,早晚各 1 次。

10）新型冠状病毒肺炎的解除隔离和出院后注意事项相关问题

问题 83 新型冠状病毒肺炎患者解除隔离和出院标准是什么？

①体温恢复正常 3 天以上。

②呼吸道症状明显好转。

③肺部影像学显示急性渗出性病变明显改善。

④连续两次痰、鼻咽拭子等呼吸道标本核酸检测阴性（采样时间至少间隔 24 小时）。

问题 84 新型冠状病毒肺炎患者出院后，定点医院需要注意什么？

定点医院要做好与患者居住地基层医疗机构间的联系，共享病历资料，及时将出院患者的信息推送至患者辖区或居住地居委会和基层医疗卫生机构。

问题 85 新型冠状病毒肺炎患者出院后患者需要注意什么？

①患者出院后，建议应继续进行 14 天的隔离管理和健康状况监测，佩戴口罩，有条件的居住在通风良好的单人房间，减少与家人的近距离密切接触，分餐饮食，做好手卫生，避免外出活动。

②建议在出院后第 2、4 周到医院随访、复诊。

15.《国家卫生健康委办公厅关于加强重点地区重点医院发热门诊管理及医疗机构内感染防控工作的通知》15 问

1）加强门急诊预检分诊管理相关问题

问题 1 目前病例集中的重点地区重点医疗机构的门急诊实行什么制度？

在门急诊规范设置预检分诊场所，实行预检分诊制度。

问题 2　对预检分诊检出的发热患者,该如何处置?

①对预检分诊检出的发热患者,应当立即配发口罩予以防护,进一步通过简单问诊和体格检查,详细追问流行病学史,判断其罹患传染病的可能性。

②对可能罹患传染病的,应当立即转移到发热门诊就诊。

③对虽无发热症状,但呼吸道等症状明显、罹患传染病可能性大的,也要进一步详细追问流行病学史,并转移到发热门诊就诊。

问题 3　预检分诊与发热门诊间该如何衔接转移?

预检分诊筛查出的、需转移到发热门诊进一步诊疗的患者,应当由专人陪同,并按照指定路线前往发热门诊。指定路线的划定应当符合室外距离最短、接触人员最少的原则。

2) 加强发热门诊管理相关问题

问题 4　发热门诊该如何分区?

发热门诊划分为特殊诊区(室)和普通诊区(室)。

问题 5　发热门诊特殊诊区(室)有哪些要求?

特殊诊区(室)一般选择相对独立的区域,专门用于接诊患新型冠状病毒肺炎可能性较大的患者。

问题 6　发热门诊普通诊区(室)有哪些要求?

发热门诊除特殊诊区(室)外,其他区域作为门诊普通诊区(室),用于接诊病因明确的发热患者或患新型冠状病毒肺炎可能性较小的患者。

问题 7　对于首诊的新型冠状病毒肺炎疑似病例,该如何处置?

对于首诊的新型冠状病毒肺炎疑似病例,应当安排至隔离留观病区(房)治疗,并按照要求进行进一步诊断。

问题 8　如发热门诊隔离留观病房不足,对新型冠状病毒肺炎疑似病例该如何处置?

如隔离留观病区(房)不足,可以引导轻症患者转移至地方政府指定的首诊隔离点治疗。

问题 9　对于确诊的新型冠状病毒肺炎疑似病例,该如何处置?

对于确诊新型冠状病毒肺炎疑似病例,应当按照要求转诊至定点医院救治,进行规范治疗。

3)加强普通病区管理相关问题

问题 10　在普通病区,哪些病人需要立即行实验室检查和影像学检查?

对无明确诱因的发热、提示可能罹患传染病的患者,或者虽无发热症状、但呼吸道等症状明显、罹患传染病可能性大的患者,都要立即进行实验室检查和影像学检查。

问题 11　发现疑似新型冠状病毒肺炎病例该如何处置?

发现疑似新型冠状病毒肺炎病例,要立即转入普通病区隔离病室。

问题 12　普通病区的隔离病室应满足什么要求?

隔离病室应当满足单间隔离要求。隔离病室专人负责,诊疗物品专室专用。

问题 13　在普通病区发现新型冠状病毒肺炎疑似病例该如何处置?

应当在 2h 内进行网络直报,并采集呼吸道标本或血液标本进行新型冠状病毒核酸检测。同时,尽快将患者转运至定点医院,进行规范治疗。

4）降低医疗机构内感染管理相关问题

问题 14　**对于降低医疗机构内感染，该采取哪些措施？**

①全面加强医疗机构感控管理。
②严格落实感控分区管理。
③采取科学规范的个人防护措施。
④合理配置医务人员。
⑤降低医务人员暴露风险。
⑥医疗机构内应划分清洁区、潜在污染区和污染区。

问题 15　**不同暴露风险的医务人员该如何管理？**

应当为医务人员提供方便的清洁条件，并相对固定医务人员的工作区域和生活区域，同时根据不同区域将医务人员进行分类。实施同类人员集中管理，有效控制不同暴露风险人员因密切接触而产生的交叉感染风险。

第二部分
中南大学湘雅医院新型冠状病毒肺炎疫情防控全员培训经验分享

新型冠状病毒肺炎疫情防控全员培训工作方案

为认真落实各级管理部门关于新型冠状病毒肺炎疫情防控工作的要求,切实做到疫情防控知识培训全覆盖、无死角,确保疫情防控措施能落地,有效应对此次疫情,减少和降低疾病的传播率,实现我院"患者零死亡、一线零感染、湘雅零传播"的工作目标,按照医院新型冠状病毒肺炎疫情防控工作领导小组的统一部署,特成立中南大学湘雅医院新型冠状病毒肺炎疫情防控全员培训工作小组并制订试行工作方案。

一、组织架构

(一)领导小组

组长:医院院长、党委书记

成员:医院领导班子成员

职责:负责中南大学湘雅医院新型冠状病毒肺炎疫情防控全员培训工作整体决策、指挥与调度。

(二)工作小组

组长:由医院领导小组委派

成员：来自各相关职能部门的负责人和员工，同时每一个部门 /
科室 / 护理单元还指定了专门的疫情防控培训员

职责：在学校及医院疫情防控工作领导小组的统一领导下，牵
头负责湘雅医院全员（本院员工、本科生、研究生、规培生、进修医
生、实习生及第三方公司人员）疫情防控培训工作。

下设 11 个小组：

1. 协调管理组 负责疫情防控全员培训通知与方案的撰写、
培训流程的落实、培训师资的遴选、培训结果的整理反馈及培训各
项事务的总协调。

2. 防控知识宣传组 负责培训内容的筛选、提炼，培训资料的
收集与整理，培训相关知识的整合与统一发布，培训视频的制作，
科普及相关文章的撰写等。

3. 培训物资保障组 负责疫情防控知识培训所需物资的协调
与准备。

4. 行政、后勤管理组 负责所有行政后勤人员疫情防控知识
的培训与管理。

5. 医疗、医技管理组 负责所有医疗、医技人员疫情防控知识
的培训管理，按照"医务部 - 专科 - 亚专科"的模式分层级落实。

6. 护士、护生管理组 负责所有临床护士与实习护生疫情防控
知识的培训管理，按照"护理部 - 片区 - 护理单元"的模式分层级落实。

7. 本科生管理组 负责所有在校本科生、八年制及实习基地
本科实习同学疫情防控知识的培训与管理。

8. 研究生管理组 负责所有在校硕士生、博士生疫情防控知
识的培训与管理。

9. 规培生、进修医生管理组 负责所有在院社招规培学员与
进修生疫情防控知识的培训管理，具体培训归口各科室。

10. 后勤保障管理组 负责第三方公司人员疫情防控知识的
培训管理，具体培训归各公司。

11. 安全保卫管理组 所有安保人员疫情防控知识的培训管
理，具体培训归各保安公司。

整体组织架构见图 2-1。

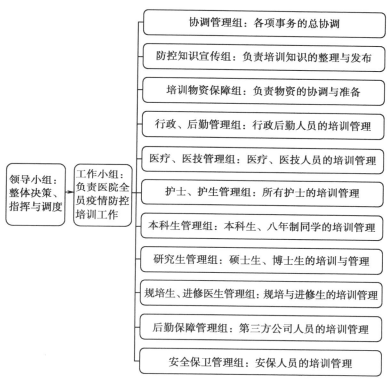

图 2-1　中南大学湘雅医院新型冠状病毒肺炎疫情防控全员培训
工作小组组织架构

二、培训目标

　　在本次疫情防控过程中,要求全员做到对各级疫情防控会议、文件精神的学习与领会,以及相关防控知识的掌握;全员掌握并做到疫情一级防护要求;所有临床一线人员掌握疫情二级防护知识,发热门诊、呼吸内科门诊、儿科门诊、急诊、ICU、呼吸病房及需要进行二级防护的相关科室医务人员需掌握并做到疫情二级防护要求;对疑似或确诊患者实施可引发气溶胶操作的相关工作人员需掌握并做到疫情三级防护要求,相关操作有气管插管、支气管镜检、手术、检验采样、活检等;最终实现疫情防控知识培训全覆盖、无死角,确保疫情防控措施有效落地。

三、具体措施

(一)培训对象

本院员工、本科生、研究生、规培生、进修医生、实习生及第三方公司人员。

(二)培训时间

2020 年 2 月 8 日开始至疫情结束。

(三)培训内容

1. 国家及省市卫生健康委员会、医院疫情防控会议与文件精神、防护知识、专科防控举措及流程等。

2. 一级防护技能 手卫生,戴(脱)口罩,戴(脱)帽子,戴(脱)手套。

3. 二级防护技能 戴(脱)防护口罩,戴(脱)帽子,戴(脱)手套,穿(脱)防护服,戴(脱)护目镜,穿(脱)胶鞋,穿(脱)防水围裙或防水衣,戴(脱)防护面罩,穿(脱)鞋套,戴(脱)长袖手套。

4. 三级防护技能 全面型呼吸防护器或正压式头套,医用防护口罩(N95),一次性防护服,防渗透隔离衣等。

(四)组织管理

1. 实行分层级培训,层层抓落实,人人过关。各部门/科室主任/护士长作为疫情防控培训的第一负责人,全权负责并无条件服从工作小组的安排,疫情防控培训员负责组织实施,督查委员会对培训落实情况进行督促、检查与反馈。工作小组的协调管理组全面协调部门和培训员的相关工作。

2. 各工作小组负责领导、组织和督促所管部门/科室/护理单元的疫情防控培训工作的开展与落实,压实科主任/护士长与疫情防控培训员的责任,及时收集和整理所辖区域的培训相关数据与资料,汇总后交工作小组的协调组存档,并做好疫情防控培训质量的持续改进。

3. 工作小组的协调管理组负责收集并整理来自各部门的培训数据及佐证资料,及时进行疫情防控培训总结,定期向领导小组汇报。

（五）培训方法

1. 会议、文件精神及疫情理论知识学习　采用现场讲解、视频会议联合教学，结合课件、视频、知识点提炼、科普文章补充，并用网上问卷等方式进行考核。工作小组的防控知识宣传组负责提炼各种文件的知识点，通过微信群、培训考核平台下发给全院职工。

2. 各种防护技能培训　现场讲解加上操作示范，结合图片、视频进行培训等。先由医院感染控制中心为各专科的培训员培训相关操作技能，然后通过培训员对接全院职工。一级防护技能需全院职工人人过关；二级和三级防护技能，由工作小组的协调管理组根据医院要求和其他科室的需求调查并收集名单，再由工作小组的培训物资保障组负责提供和管理培训物资，分别选择在技能中心、医院感染控制中心或者各科室完成。

3. 各教研室、专科及护理单元按要求组织学习相关文件知识的同时，还需要结合医院文件制订本区域的疫情防控方案（含防控成员 2~3 名、防控举措、流程等），上交至上一级管理部门。撰写 1~2 篇本科室疾病相关的科普文章，并提供 2~3 个本科室疫情防控相关的知识点题目。通过理论联系实践的模式，让科室员工充分了解疫情相关防控知识。

（六）考核方法

1. 会议、文件精神及疫情理论知识的考核　根据国家和医院要求，工作小组的防控知识宣传组负责编写各种疫情相关的文件精神和知识考核题目，经过相关部门审核后，以网上问卷的形式下发。通过工作小组的各管理组对接疫情防控培训员，然后再通过培训员下发给全院职工，并督促相关部门职工在规定的时间完成，然后提供佐证资料至上一级管理部门，最后汇总到工作小组的协调管理组。

2. 技能考核

1）一／二级防护技能培训：先分批次集中培训各科室疫情防控培训员，然后由疫情防控培训员作为师资考核自己部门／科室／公司的全体员工，确保人人过关。

2）三级防护技能培训：所有需要三级防护技能培训的员工分

批到医院感染控制中心进行一对一的现场培训并通过考核。

会议、文件精神及相关理论培训考核落实流程如图2-2。一、二、三级防护培训考核落实流程分别见图2-3、图2-4、图2-5。

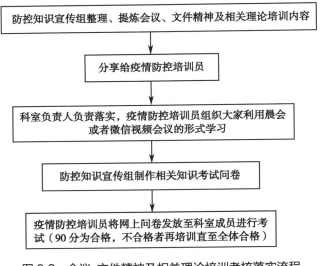

图2-2 会议、文件精神及相关理论培训考核落实流程

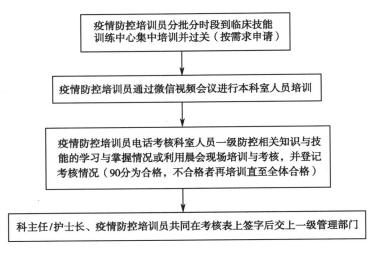

图2-3 一级防护培训考核落实流程

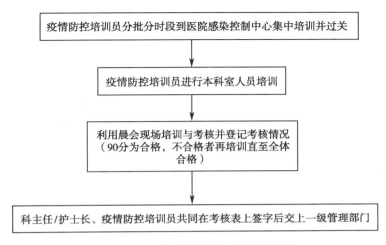

图 2-4　二级防护培训考核落实流程

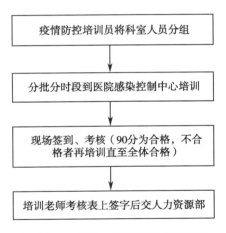

图 2-5　三级防护培训考核落实流程

新型冠状病毒肺炎疫情防控全员
培训过程及效果

中南大学湘雅医院医院疫情防控全员培训小组对全院 8 378 名员工（含本院员工、合同制人员、医辅人员、第三方公司人员、规培生、进修生、研究生等)进行"全覆盖、无死角"的全员培训与考核,培训过程及效果如下。

一、全员培训具有五个特点

1. 培训对象覆盖面广,全员培训与重点科室相结合。

2. 分层级落实,培训按照"疫情防控全员培训工作小组—各管理小组—疫情防控培训员—全体员工"逐层进行。

3. 培训形式多样化,通过线上、线下相结合的方式进行培训,培训内容通过知识点提炼与视频教学相结合。

4. 培训内容丰富,将培训内容的广度与深度相结合,文件制度与知识技能相结合。

5. 考核方法多样化,网上问卷理论考试与实践技能考试相结合,培训员电话考核与督查组电话抽查相结合。

二、医院疫情防控全员培训的具体过程及效果

1. 通过全院培训员团队对接全院职工,建立了一支 325 人的医院疫情防控培训员队伍,其成员来自医疗医技科研、护理、行政后勤、安保和第三方外包公司 5 个团队,并组建 5 个微信群进行同步管理(图 2-6)。

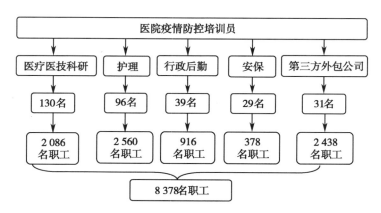

图 2-6 医院疫情防控培训员对接培训人员流程图

2. 理论知识考核　通过知识点提炼的方式,对全院职工进行各级会议、文件精神、防护相关知识的线上学习与网上问卷考核9次,电话考核3次,具体考核内容及通过情况如下(表2-1)。

表2-1　湘雅医院全员培训学习及考核内容

培训次数	内容	考核方式
第一次	一级防护相关知识理论及操作:洗手、戴(脱)口罩、戴(脱)帽子	电话考核理论知识督导抽考操作
第二次	新型冠状病毒肺炎诊疗方案:疑似病例相关知识	问卷考核
第三次	院19号字:附录3 门诊三级预检分诊实施方案	问卷考核
第四次	1.《医疗机构内新型冠状病毒感染预防与控制技术指南(第一版)》 2. 医院文件《疫情防控期间急诊患者收治办法》	问卷考核
第五次	1. 医院文件《我院工作岗位及区域防护标准和物资配置一览表》 2. 二级防护相关知识	问卷考核
第六次	医院文件: 1.《中南大学湘雅医院新冠病毒相关肺炎排查专家会诊制度》 2.《新型冠状病毒肺炎防控时期普通医疗区患者转运新冠楼的路线说明》	问卷考核
重点科室医护、医技全体	1.《新型冠状病毒感染的肺炎诊疗方案(试行第五版)》 2. 医院文件《急诊预检分诊处置流程》	电话考核
非重点科室医护、医技人员(50%抽考)	1.《新型冠状病毒感染的肺炎诊疗方案(试行第五版)》 2. 医院文件《急诊预检分诊处置流程》	电话考核

续表

培训次数	内容	考核方式
第七次	1.《医疗机构内新型冠状病毒感染预防与控制技术指南(第一版)》 2.《新型冠状病毒感染的肺炎诊疗方案(试行第六版)》	问卷考核
第八次	医院文件《中南大学湘雅医院新冠预检分诊及排查方案》	问卷考核
第九次	1. 医院文件《中南大学湘雅医院新型冠状病毒肺炎患者及疑似患者医疗废物处置规范》 2. 医院文件《防护服破损防范与应急处理》	问卷考核
第十次	1.《新型冠状病毒肺炎诊疗方案(试行第七版)》 2.《医疗机构内新型冠状病毒感染预防与控制技术指南(第一版)》	问卷考核

3. 对保洁及物业公司人员的一级防护现场培训及考核　分8个半天组织1 434名疫情防控培训员及第三方公司主管进行一级防护技能的现场培训与考核,合格率98.5%,不合格者现场进行再培训,复训后合格率为100%;所有培训合格的疫情防控培训员及第三方公司主管对所管辖区域的人员进行同质化一级防护技能培训,并通过电话考核的形式对全员进行一对一考核,接受培训者共8 378人,合格率为100%。

4. 对医护技的二级防护培训与考核

(1)组织150名医疗医技、护理疫情防控培训员,分12批次进行二级防护技能的现场培训与考核,合格率97.8%,不合格者现场进行再培训,复训后合格率为100%。

(2)所有培训合格的各疫情防控培训员到科室组织二级防护技能的同质化培训,其中18个高风险科室(感染病科,急诊科,儿科急诊,66、67、70、71、72、73、74病区,发热门诊,新冠门诊,呼吸科,血透室,儿科,CT 六检查室,手术麻醉部,ICU)5 天完成 1 374 人的培训与考核,61 个有二级防护培训需求的科室 10 天内完成 4 015 人的培训与考核。

5. 中南大学湘雅医院疫情防控理论考核培训成绩见图 2-7。

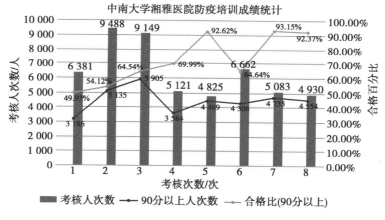

图 2-7　中南大学湘雅医院疫情防控理论考核培训成绩

表 2-2~ 表 2-5 是培训过程中本医院用于登记和统计的表格。

表 2-2　***医院疫情防控培训员报名登记表

序号	日期	姓名	是否接受过培训	初评分数 / 分	复评分数 / 分	电话考评人	备注

主任 / 护士长签名:

159

表 2-3 ∗∗∗ 医院 ∗∗∗ 科疫情防护知识电话考核登记表

序号	日期	姓名	是否接受过培训	初评分数/分	复评分数/分	电话考评人	备注

主任 / 护士长签名：

表 2-4 ∗∗∗ 医院一 / 二 / 三级防护技能培训考核登记表

培训时间：								
培训地点：								
培训内容：								
序号	科室	姓名	手机号	体温	是否有接触史	是否合格	老师签名	备注

表 2-5 ∗∗∗ 医院疫情防控相关知识问卷理论考核登记表

日期	应考人数	实际参考人数	缺考人数	合格人数	不合格人数	合格率	备注

考核总结：

1. 本次考核内容为：

2. 本科室 / 护理单元应考人数：__人，实际考核人数：__人，合格率：__%。

3. 未参加考核人员分别为：

新型冠状病毒肺炎疫情防控医院全员培训考核试题

一、与防护防控有关

1. 根据国家卫生健康委员会《医疗机构内新型冠状病毒感染预防与控制技术指南（第一版）》，医院需要对全员展开防控知识培训，其中高风险科室要重点培训。高风险科室主要包括

A. 发热门诊　　　　　　　　B. 内科门诊

C. 儿科门急诊　　　　　　　D. 重症监护病房

E. 呼吸病房

2. 以下属于新型冠状病毒医院感染防控关键措施的是

A. 手卫生　　　　　　　　　B. 戴手套

C. 戴口罩　　　　　　　　　D. 穿隔离衣

E. 戴防护目镜

3. 根据标准预防的定义，以下属于有潜在传染性物质的是

A. 体液　　　　　　　　　　B. 排泄物

C. 完整的皮肤　　　　　　　D. 破损的皮肤

E. 黏膜

4. 医疗机构应当积极开展就诊患者及其陪同人员的教育，使其了解新型冠状病毒的防护知识，指导其

A. 正确洗手　　　　　　　　B. 咳嗽礼仪

C. 医学观察　　　　　　　　D. 居家隔离

E. 使用一次性防护服

5. 根据国家卫生健康委员会《医疗机构内新型冠状病毒感染预防与控制技术指南(第一版)》,在实施标准预防的基础上,新型冠状病毒医院感染的防控主要需要采取的隔离措施是

　　A. 接触隔离、飞沫隔离、空气隔离

　　B. 接触隔离、血液体液隔离、消化道隔离

　　C. 空气隔离、消化道隔离、血液体液隔离

　　D. 空气隔离、飞沫隔离、消化道隔离

　　E. 飞沫隔离、消化道隔离、血液体液隔离

6. 医院感染暴发是指在医疗机构或其科室的患者及医务人员中,短时间出现__例或以上同种同源感染病例的现象

　　A. 2　　　　B. 3　　　　C. 4　　　　D. 5　　　　E. 6

7. 发现疑似或确诊新型冠状病毒肺炎患者时,应当按照有关要求及时报告,并在__内上报信息,做好相应处置工作。

　　A. 2h　　　B. 3h　　　C. 4h　　　D. 5h　　　E. 6h

8. 按照《医院空气净化管理规范》WS/T 368 — 2012,首先需要加强的,也是最基本的空气清洁消毒方式是

　　A. 过氧乙酸熏蒸　　　　　　　B. 加强通风

　　C. 臭氧空气消毒　　　　　　　D. 紫外线消毒

　　E. 氯己定消毒

9. 以下属于二级防护主要防护用品的是

　　A. 医用防护口罩　　　　　　　B. 医用防护服

　　C. 一次性外科口罩　　　　　　D. 一次性隔离衣

　　E. 防护目镜

10. 戴医用防护口罩步骤中正确的是

　　A. 戴口罩前应先用七步洗手法洗手

　　B. 一手托住口罩,有鼻夹的一面向外

　　C. 下方系带放在颈后双耳下,上方系带拉过头顶中部

　　D. 防护口罩密闭性较好,无需检查其气密性

　　E. 需检查防护口罩气密性

11. 关于医用防护服,下面做法正确的是

　　A. 穿脱防护服应在特定的区域进行,不得在普通病区、办公

区、生活区穿脱或身着防护服

    B. 在脱下防护手套前要尽量避免接触防护服的内面

    C. 手套脱下后应避免接触防护服的外面

    D. 脱下的防护服应该内表面朝外,并放入医疗废物桶内

    E. 防护服的防渗透性较好,脱防护服时,可以徒手触碰其内表面

12. 一级防护用品包括

    A. 医用外科口罩   B. 一次性乳胶手套

    C. 护目镜   D. 一次性帽子

    E. 一次性隔离衣

13. 在脱卸二级防护用品时,最后脱卸的用品是

    A. 乳胶手套   B. 医用防护口罩

    C. 防护服   D. 鞋套

    E. 护目镜

14. 三级防护用品包括

    A. N95 口罩   B. 正压头套

    C. 护目镜   D. 一次性乳胶手套

    E. 一次性防护服

15. 根据新型冠状病毒肺炎的传播途径,在实施标准预防的基础上应采取的措施包括

    A. 飞沫隔离   B. 空气隔离

    C. 接触隔离   D. 血液隔离

    E 粪便隔离

二、与诊疗方案有关

16. 国家卫生健康委员会《新型冠状病毒感染的肺炎诊疗方案(试行第六版)》中,关于新型冠状病毒肺炎的流行病学史中正确的是

    A. 发病前 14 天内有武汉市及周边地区,或其他有病例报告社区的旅行史或居住史

    B. 发病前 14 天内曾接触过来自武汉市及周边地区,或来自有病例报告社区的发热或有呼吸道症状的患者

    C. 聚集性发病

D. 发病 14 天前曾接触过来自武汉市及周边地区, 或来自有病例报告社区的发热或有呼吸道症状的患者

E. 与新型冠状病毒感染者有接触史(新型冠状病毒感染者是指病原核酸检测阳性者)

17. 根据国家卫生健康委员会《新型冠状病毒感染的肺炎诊疗方案(试行第六版)》确诊病例和疑似病例的判定标准, 新型冠状病毒肺炎的临床表现包括

A. 发热和 / 或呼吸道症状

B. 发病早期白细胞总数正常或减少, 或淋巴细胞计数减少

C. 具有新型冠状病毒肺炎影像学特征

D. 发病早期白细胞总数增加, 以淋巴细胞计数增加为主

E. 发病早期白细胞总数正常或减少, 以中性粒细胞计数减少为主

18. 根据国家卫生健康委员会《新型冠状病毒感染的肺炎诊疗方案(试行第六版)》的诊断标准, 依据临床分型将患者分为

A. 轻型　　　　　　　　　　B. 普通型

C. 重型　　　　　　　　　　D. 危重型

E. 呼吸衰竭型

三、与医院文件相关

19. 门诊、急诊分诊台发现有新型冠状病毒肺炎疑似病例时, 应引导患者就诊于

A. 普通发热门诊　　　　　　B. 新冠区发热门诊

C. 感染控制中心　　　　　　D. 呼吸内科门诊

E. 急诊内科诊室

20. 病室发现有新型冠状病毒肺炎疑似病例时, 应在 2h 内按片区请对口科室会诊, 其中有会诊资质的科室主要有

A. 感染病科　　　　　　　　B. 感染控制中心

C. 心内科　　　　　　　　　D. 呼吸科

E. 消化科

21. 病室发现有新型冠状病毒肺炎疑似病例, 会诊专家认为有

必要转移到隔离病房时,转运患者时应做到

    A. 无需防护　　　　　　　　　　B. 一级防护

    C. 二级防护　　　　　　　　　　D. 三级防护

    E. 一级防护 +N95 口罩

22. 在各专科分诊台分诊时遇到高度疑似患者应该

    A. 让患者就诊后到门诊正门外的发热筛查处

    B. 让患者自行到门诊正门外的发热筛查处

    C. 由陪同人员带到门诊正门外的发热筛查处

    D. 由医务人员送到门诊正门外的发热筛查处

    E. 让患者就诊后自行离开

23. 我院在门诊设"三级预检分诊"的地方是

    A. 门诊正门前坪　　　　　　　　B. 候诊区外

    C. 急诊入口　　　　　　　　　　D. 各专科分诊台

    E. 各特殊检查室门口

24. 急诊留观患者收住院流程中,对有发热或呼吸道症状患者的处置流程应该是

    A. 完善肺部 CT、血常规等相关检查

    B. 经急诊专家组会诊(由两位急诊专家组成员签字认定、影像学专家意见记录在案)

    C. 排除新型冠状病毒肺炎后,由专科主治以上医师会诊收住入院

    D. 如不能排除新型冠状病毒肺炎,转新冠筛查区进一步排查

    E. 如不能排除新型冠状病毒肺炎,在留观室进一步排查

25. 新型冠状病毒疑似患者、有流行病学史的患者或有外科疾病不能解释的发热及呼吸道症状的患者,需要进行急诊手术的处置流程应该是

    A. 尽可能完善肺部 CT

    B. 医务人员严格防护

    C. 在新冠区负压手术间完成手术

    D. 术后转新冠筛查区进一步筛查,仍由手术医师负责术后管理

    E. 做好交接,由所在病区主治医生负责术后管理

26. 为高效有序疏通急诊患者,避免人员聚集引发交叉感染,保护患者与医务人员安全,下列说法正确的是

A.各专科应高度重视,必须派出主治医师以上职称医师到急诊室及时将患者收住院

B.各专科应高度重视,必须派出总住院医师到急诊室及时将患者收住院

C.各专科严禁推诿患者

D.因推诿造成患者病情延误或者急诊不良事件者,医院将根据相关制度予以处罚、处分

E.各专科应高度重视,必须派出住院医师到急诊室及时将患者收住院

27. 以下病区适用于二级防护的有

A.新冠隔离病区　　　　　　B.急诊科监护室

C.普通病区　　　　　　　　D.普通门诊

E.新冠发热门诊

28. 关于新型冠状病毒肺炎疑似病例的排查工作,二、三级会诊专家队伍人员组成有

A.专科总住院医师　　　　　B.专科高年资主治医师

C.专科副教授　　　　　　　D.专科教授

E.专科住院医师

29. 关于新型冠状病毒肺炎疑似病例的排查工作,住院科室(除急诊科、感染病科、呼吸内科、儿科外)对达到新型冠状病毒肺炎筛查标准的患者,申请会诊的流程是

A.由病房总住院提出申请,邀请片区负责科室一线咨询班会诊

B.由病房负责人组织科内讨论,若认为不能排除则邀请片区负责科室一线咨询班会诊

C.若一线咨询班会诊后仍认为不能确定,则申请当日片区值班初级专家及影像初级专家会诊决定

D.若初级专家会诊后仍不能确定的,报医务部申请高级别专家组会诊

E.由病房管床的住院医师提出申请,邀请片区负责科室总住

院医师会诊

30. 关于新型冠状病毒肺炎疑似病例的排查工作,会诊意见签署及报告正确的是

A. 相关人员执行会诊后,需在电子病历中记录会诊意见

B. 相关人员执行会诊后,可以不在电子病历中记录会诊意见

C. 启动初级和高级专家组会诊时,专家组需签署"专家会诊意见书"

D. 专家会诊后对不能排除新型冠状病毒肺炎的患者,需立即报告医务部及院感控制中心

E. 启动初级和高级专家组会诊时,不必签署"专家会诊意见书"

31. 关于新型冠状病毒肺炎疑似病例的排查工作,会诊意见落实正确的是

A. 各临床科室必须严格落实专家会诊意见,按照专家意见对疑似患者实施隔离

B. 对专家组签署意见明确表示排除新型冠状病毒肺炎的患者按照常规患者进行处置,不得以任何理由推诿收治患者

C. 疑似患者采样工作,必须由本科室人员自行完成

D. 疑似患者采样工作,原则上由执行会诊科室派人承担

E. 各临床科室不必落实专家会诊意见,可自行决定对疑似患者实施隔离

32. 新型冠状病毒肺炎防控时期,普通医疗区患者转运至新冠楼需注意

A. 转运确诊患者必须走指定通道

B. 转运完毕,转入转出科室及时通知物业进行电梯消毒,消毒完后才可继续使用

C. 转出科室及时对患者房间及转运车进行处理

D. 转运人员按一级防护要求着装

E. 转运人员按二级防护要求着装

33. 关于新型冠状病毒肺炎疑似病例的排查工作,进行急诊患者和住院患者新型冠状病毒肺炎排查时,可以会诊的科室有

A. 呼吸内科   B. 急诊科

C. 感染病科　　　　　　　　　　D. 医院感染控制中心

E. 心血管内科

34. 关于新型冠状病毒肺炎疑似病例的排查工作,进行儿科的急诊、住院患者新型冠状病毒肺炎排查时,可以会诊的科室有

A. 呼吸内科　　　　　　　　　　B. 儿科

C. 感染病科　　　　　　　　　　D. 医院感染控制中心

E. 心血管内科

35. 对于来院就诊的患者和陪护人员,下面属于预检分诊人员需了解的是

A. 详细的流行病学史　　　　　　B. 简单病史

C. 详细病史　　　　　　　　　　D. 体温

E. 脉搏

36. 为最大可能发现社区感染病例,医院采用的国家诊疗方案中扩展的流行病学史定义包括下列哪些?

A. 发病前 14 天内有湖北省或其他有病例报告社区的旅行史或居住史

B. 发病前 14 天内曾经接触过来自湖北省或其他有病例报告社区的人员,或与新型冠状病毒感染者(核酸检测阳性者)有接触史

C. 聚集性发病

D. 与发热、乏力或有呼吸道症状的患者有密切接触

37. 新型冠状病毒肺炎疫情防控期间,将来院患者分为

A. 高度疑似患者

B. 低度疑似待排查患者

C. 建议关注患者

D. 其他患者

E. 内科疾病患者

38. 新型冠状病毒肺炎疫情防控期间,下面要考虑为高度疑似患者的是

A. 有任一流行病学史且有 3 条临床表现之一的患者

B. 无流行病学史、有 2~3 条临床表现(影像学提示病毒性肺炎)的儿童患者

C. 无流行病学史、有 2~3 条临床表现(影像学提示病毒性肺炎)的成人患者

D. 流行病学史不明确,有发热伴或不伴呼吸道症状的患者

E. 流行病学史为"14 天内与确诊患者有密切接触",无临床表现,因其他疾病就诊的患者

39. 新型冠状病毒肺炎疫情防控期间,下面要考虑为低度疑似待排查患者的是

A. 流行病学史不明确,有发热伴或不伴呼吸道症状的患者

B. 流行病学史不明确,无发热、仅有呼吸道症状的患者

C. 流行病学史为"14 天内与确诊患者有密切接触",无临床表现,因其他疾病就诊的患者

D. 无流行病学、有 2~3 条临床表现(影像学提示病毒性肺炎)的儿童患者

E. 无流行病学史、有 2~3 条临床表现(影像学提示病毒性肺炎)的成人患者

40. 新型冠状病毒肺炎疫情防控期间,有关医院分区接诊,下面正确的是

A. 新型冠状病毒肺炎疑似患者接诊、排查、留观救治及确诊患者转运前的隔离救治场地应在新冠区

B. 低疑待排患者及建议关注患者中的重症患者排查区域应在低疑排查区

C. 正常上班期间流行病学史不明确、无发热,但有呼吸道症状的患者在原呼吸内科门诊就诊

D. 正常上班期间流行病学史不明确、无发热,但有呼吸道症状的患者应在建议关注患者接诊区

E. 低疑待排患者及建议关注患者中的轻症患者排查区域应在低疑排查区

41. 关于医院对危急重症、需就地抢救患者的救治方案,下面说法正确的是

A. 对无法快速完成新型冠状病毒肺炎的排查、需要紧急救治的患者,在急诊大楼外搭建的急救帐篷抢救,并在 3h 内完成初级排查

B. 高度疑似患者待生命体征平稳后转至新冠区负压 ICU 隔离病房

C. 需进一步专家会诊讨论的低度疑似待排患者,待生命体征平稳后转至急诊抢救室抢一区隔离单间

D. 排除新型冠状病毒肺炎者,转急诊科抢救室非单间床位,尽快住院治疗

E. 排除新型冠状病毒肺炎者,转急诊科重症监护室治疗

42. 防护服破损的防范措施有

A. 穿防护服前应去除身上的尖利物

B. 确认防护服尺码

C. 检查防护服的整体完整性

D. 评估所选防护服的合适性

E. 工作中关注防护服完整性,及时发现开裂与破损

43. 防护服破损后喷洒破损处应使用

A. 3% 过氧化氢 　　　　　　　B. 75% 乙醇

C. 1 000mg/L 的含氯消毒剂 　　D. 0.2% 过氧乙酸

E. 氯己定消毒

44. 防护服破损后使用消毒剂喷淋的范围应为破损处直径的

A. 1 倍 　　B. 2 倍 　　C. 3 倍 　　D. 4 倍 　　E. 5 倍

45. 护目镜起雾的可能原因有

A. 防护口罩漏气 　　　　　　　B. 护目镜太松

C. 室温低 　　　　　　　　　　D. 护目镜松紧适度

E. 防护口罩密闭性太好

46. 预防手套破损的方法包括

A. 选择型号合适的手套

B. 戴手套前检查手套的完整性

C. 工作人员进行穿刺性操作时,注射器、采血针等锐器应直接放入锐器盒内,避免二次清理

D. 严格按照各项操作规程进行操作,尽量避免过度牵拉和直接接触尖锐物尖端

E. 选择型号稍大的手套

47. 对于院内转运盛装新型冠状病毒肺炎患者及疑似患者医疗废物,下面做法正确的是

    A. 应设置专用通道   B. 专用工具或车辆

    C. 需方便现场消毒   D. 需方便装载

    E. 需方便运输

48. 对于院内新型冠状病毒肺炎患者、疑似患者医疗废物打包人员,必须做好个人防护,其防护级别是

    A. 一级防护   B. 二级防护

    C. 三级防护   D. 一级防护 +N95 口罩

    E. 不用特殊防护

49. 对于疑似新型冠状病毒肺炎的急诊外伤患者,急诊科会诊需

    A. 一级防护   B. 二级防护

    C. 一级防护 +N95 口罩   D. 三级防护

    E. 不用特殊防护

50. 确诊新型冠状病毒肺炎患者在全身麻醉下行急诊手术后,应

    A. 准备湿纱布,防止患者咳嗽咳痰产生喷溅

    B. 拔出的气管导管、吸痰管、面罩、螺纹管等放进双层医疗废物袋

    C. 麻醉机、监护仪等仪器设备术后均需消毒

    D. 医护人员术后按流程脱掉手术衣、手套、防护服、护目镜、口罩、鞋套等,放于医疗废物袋,离开手术间,沐浴更衣

    E. 个人用品置于一次性保护套内保护,术后无需消毒

参考答案

一、与防护防控有关

1. ABCDE   2. AC   3. ABDE   4. ABCD

5. A   6. B   7. A   8. B

9. ABE   10. ABCE   11. ABCD   12. ABDE

13. B   14. ABDE   15. ABCE

二、与诊疗方案有关

16. ABCE   17. ABC   18. ABCD

三、与医院文件有关

19. B	20. ABD	21. C	22. D
23. ABD	24. ABCD	25. ABCD	26. ACD
27. AE	28. BCD	29. BCD	30. ACD
31. ABD	32. ABCE	33. B	34. B
35. ABD	36. ABCD	37. ABCD	38. ACD
39. ACD	40. ABD	41. ABCD	42. ABCDE
43. B	44. C	45. ABC	46. ABCD
47. ABCDE	48. B	49. B	50. ABCD

第三部分
推荐阅读资料

［1］ 全国人民代表大会常务委员会.中华人民共和国传染病防治法.(2013-06-29)［2020-02-25］.http：//www.npc.gov.cn/npc/c238/202001/099a493d03774811b058f0f0ece38078.shtml.

［2］ 中华人民共和国国务院.突发公共卫生事件应急条例.(2011-01-08)［2020-02-25］.http：//www.gov.cn/zhengce/content/2008-03/28/content_6399.htm.

［3］ 中华人民共和国卫生部.卫生部关于印发《突发急性传染病预防控制战略》的通知.(2007-07-25)［2020-02-19］.http://www.nhc.gov.cn/xxgk/pages/viewdocument.jsp?dispatchDate=&staticUrl=/zwgkzt/wsbysj/200804/31436.shtml & wenhao.

［4］ 国家卫生计生委.国家卫生计生委关于印发突发急性传染病防治"十三五"规划(2016—2020年)的通知.(2016-07-15)［2020-02-25］.http：//www.nhc.gov.cn/yjb/s3577/201608/0efc0c2e658740de8c3cdcfbb75b7f2f.shtml.

［5］ 国家卫生健康委办公厅.关于印发医疗机构内新型冠状病毒感染预防与控制技术指南(第一版)的通知.(2020-01-22)［2020-02-25］.http：//www.nhc.gov.cn/yzygj/s7659/202001/b91fdab7c304431eb082d67847d27e14.shtml.

［6］ 国家卫生健康委办公厅.关于印发新型冠状病毒肺炎防控方案(第五版)的通知.(2020-02-21)［2020-02-25］.http://www.nhc.gov.cn/jkj/s3577/202002/a5d6f7b8c48c451c87dba14889b30147.shtml.

［7］ 国务院应对新型冠状病毒感染的肺炎疫情联防联控机制.关于印发不同人群预防新型冠状病毒感染口罩选择与使用技术指引的通知.(2020-02-05)［2020-02-25］. http://www.nhc.gov.cn/jkj/s7916/202

002/485e5bd019924087a5614c4f1db135a2.shtml.

[8] 国家卫生健康委办公厅.关于印发新型冠状病毒感染的肺炎防控中常见医用防护用品使用范围指引(试行)的通知.(2020-01-26)[2020-02-25].http://www.nhc.gov.cn/yzygj/s7659/202001/e71c5de925a64eafbe1ce790debab5c6.shtml.

[9] 国家卫生健康委办公厅.国家卫生健康委办公厅关于印发消毒剂使用指南的通知.(2020-02-18)[2020-02-25].http://www.nhc.gov.cn/zhjcj/s9141/202002/b9891e8c86d141a08ec45c6a18e21dc2.shtml.

[10] 中国疾病预防控制中心.新型冠状病毒肺炎聚集性疫情流行病学调查指南(试行第一版).(2020-02-13)[2020-02-25].http://www.chinacdc.cn/jkzt/crb/zl/szkb_11803/jszl_11815/202002/t20200220_213405.html.

[11] 国家卫生健康委办公厅.关于印发新型冠状病毒感染的肺炎防控中居家隔离医学观察感染防控指引(试行)的通知.(2020-02-04)[2020-02-25].http://www.nhc.gov.cn/yzygj/s7659/202002/cf80b05048584f8da9b4a54871c44b26.shtml.

[12] 中国疾病预防控制中心.关于印发新型冠状病毒肺炎病例密切接触者调查与管理指南(试行版)的通知.(2020-02-15)[2020-02-25].http://www.chinacdc.cn/jkzt/crb/zl/szkb_11803/jszl_11815/202002/t20200224_213676.html.

[13] 国家卫生健康委办公厅.关于印发新型冠状病毒感染的肺炎病例转运工作方案(试行)的通知.(2020-01-27)[2020-02-25].http://www.nhc.gov.cn/yzygj/s7653p/202001/ccee6ec0942a42a18df8e5ce6329b6f5.shtml.

[14] 国家卫生健康委办公厅.关于印发新型冠状病毒肺炎诊疗方案(试行第七版)的通知.(2020-02-18)[2020-03-03].http://www.nhc.gov.cn/yzygj/s7653p/202003/46c9294a7dfe4cef80dc7f5912eb1989.shtml

[15] 国家卫生健康委办公厅.国家卫生健康委办公厅关于加强重点地区重点医院发热门诊管理及医疗机构内感染防控工作的通知.(2020-02-03)[2020-02-25].http://www.nhc.gov.cn/yzygj/s7659/202002/485aac6af5d54788a05b3bcea5a22e34.shtml.

附　表

新型冠状病毒肺炎病例个案调查表

问卷编号：____　身份证号：_____

一、基本信息

1. 姓名：_____
2. 性别：□男　□女

二、发病与就诊

3. 入院日期：____年__月__日
4. 入院时症状和体征：

□发热：最高温度___℃

□寒战　□干咳　□咳痰　□鼻塞　□流涕　□咽痛　□头痛

□乏力　□头晕　□肌肉酸痛　□关节酸痛　□气促

□呼吸困难　□胸闷　□胸痛　□结膜充血　□恶心　□呕吐

□腹泻　□腹痛　□其他

5. 入院时血常规检测时间：____年__月__日(若多次检测者填写首次检测结果)

检测结果：白细胞____$\times 10^9$/L；淋巴细胞____$\times 10^9$/L；淋巴细胞百分比____%；中性粒细胞百分比____%

6. 有无并发症：　□有　□无

如有，请选择(可多选)：□脑膜炎　□脑炎　□菌血症/Sepsis

□心肌炎　□急性肺损伤 /ARDS　□急性肾损伤　□癫痫
□继发细菌性肺炎　□其他____

7. 胸部 X 线或 CT 检测是否有肺炎影像学特征：　□未检测
□无　□有　如有，检测时间____年__月__日

三、危险因素与暴露史

8. 病例是否是以下特定职业人群：　□医务人员
□病原微生物检测人员　□野生动物接触相关人员
□家禽、家畜养殖人员　□集中养老机构人员　□其他____如是
医务人员，请选择具体工作性质：
□医生　□护士　□疾控现场工作人员　□实验室检测人员
□其他

9. 患者是否是孕妇：　□是，孕周　□否

10. 既往病史（可多选）：
□无　□高血压　□糖尿病　□心脑血管疾病　□哮喘
□慢性肺部疾病（□慢性阻塞性肺疾病，□其他）
□肿瘤（□肺癌　□其他）　□慢性肾病
□慢性肝病　□免疫缺陷类疾病　□其他

发病或检测阳性前 14 天内是否有以下暴露史：

11. 该病例是否作为密切接触者在隔离医学观期间发现：　□是　□否

12. 是否有武汉市及周边地区，或其他有病例报告社区的旅行史或
居住史：　□旅行史　□居住史　□否

13. 是否接触过来自武汉市及周边地区，或来自有病例报告社区的
发热或有呼吸道症状的人：　□是　□否

14. 是否接触过武汉市及周边地区，或其他有病例报告社区的旅
行史或居住史的人：　□是　□否

15. 该病例是否曾有确诊病例或无症状感染者的接触史：　□是　□否

16. 患者同一家庭、工作单位、托幼机构或学校等集体单位是否有聚
集性发病？　□是　□否　□不清楚

四、实验室检测

17. 标本采集与新型冠状病毒检测情况（可多选）

标本类型	采样时间	检测结果（阳性 / 阴性 / 待测）
咽拭子		
鼻拭子		
鼻咽拭子		
痰液		
气管分泌物		
气管吸取物		
肺泡灌洗液		
血标本		
粪便		
其他(填写标本名称)		
未采集(不填写采样时间和结果)		

调查单位：_____　　调查者签名：_____　　调查时间：____年__月__日